Curación con terapia nutricional

Curación con Terapia Nutricional

Patricia Quinn

Grupo Editorial Tomo, S.A. de C.V.
Nicolás San Juan 1043
03100 México, D.F.

1a. edición, enero 2002

Copyright © 1998 Patricia Quinn
Título original: Healing with Nutritional Therapy
Primero publicado por Gill & Macmillan Publishers
Dublín, Irlanda

© 2002, Grupo Editorial Tomo S.A. de C.V.
Nicolás San Juan 1043, Col. Del Valle
03100 México, D.F.
Tels: 5575-6615, 5575-8701 y 5575-0186
Fax: 5575-6695
http://www.grupotomo.com.mx
ISBN: 970-666-471-8
Miembro de la Cámara Nacional
de la Industria Editorial No. 2961

Traducción: Luigi Freda Eslava
Diseño de la portada: Emigdio Guevara
Diseño tipográfico: Servicios Editoriales Aguirre, S.C.
Supervisor de producción: Leonardo Figueroa

Derechos reservados conforma a la ley.
Ninguna parte de esta publicación podrá ser reproducida o transmitida
en cualquier forma, o por cualquier medio electrónico o mecánico,
incluyendo fotocopiado, cassette, etc., sin la autorización por escrito
del editor titular del Copyright.
Este libro se publicó conforme al contrato establecido entre
Gill & Macmillan Publishers y Grupo Editorial Tomo, S.A. de C.V.

Impreso en Canadá - *Printed in Canada*

Contenido

Capítulo Uno
¿Qué es la terapia nutricional? 7

Capítulo Dos
La historia de la curación nutricional 15

Capítulo Tres
Nutrientes esenciales 25

Capítulo Cuatro
Alimentos que dañan, alimentos que curan 35

Capítulo Cinco
Consulta a un terapeuta de la nutrición 51

Capítulo Seis
Supervisión del avance 59

Capítulo Siete
La nutrición y el medio ambiente 71

Capítulo Ocho
Terapia nutricional como medicina preventiva .. 93

Capítulo Nueve
Estudios de casos 101

Apéndice Uno
Las hierbas y sus beneficios, alimentos y sus propiedades, fuentes alimenticias de los minerales, fuentes vegetales de las vitaminas, alimentos para curación rápida, números y sus efectos 123

Apéndice Dos
Un menú diario típico 129

Lectura Recomendada 131

Índice..................................... *137*

Capítulo uno

¿Qué es la terapia nutricional?

La terapia nutricional es un sistema curativo basado en la creencia de que el alimento, como lo planeó la naturaleza, proporciona la medicina que necesitamos para obtener y mantener un estado de salud; nuestro alimento es nuestra medicina y nuestra medicina es nuestro alimento. Aunque algunos problemas de salud requieren de medicamentos específicos, muchas enfermedades se pueden aliviar con efectividad mediante la terapia nutricional. Como trastornos que abarcan de fatiga crónica, pérdida de la energía, insomnio y depresión, a dolor de espalda, enfermedades de la piel, asma y dolor de cabeza. La terapia nutricional también te ayudará si no tienes una enfermedad específica, pero deseas mantener un estado de salud óptima. Es segura para bebés y niños, así como para adultos, y el cambio en la forma de alimentación que se prescriben típicamente, por lo general tiene menos efectos secundarios que muchas medicinas sintéticas.

La terapia nutricional es una disciplina holística; la nutrición, como la clave para una buena salud, es el principio fundamental general que se ha empleado desde los tiempos del famoso doctor griego y fundador de la medicina occidental, Hipócrates, para ayudar a personas de todas edades a mantenerse en el nivel más elevado de energía y vitalidad. En la actualidad, los nuevos conocimientos de los científicos de los alimentos tienen un papel significativo en la práctica de la terapia nutricional como medicina preventiva.

Durante los últimos cincuenta años, se han producido muchos avances maravillosos en nuestra compresión del papel que el alimento tiene en nuestra vida. Pero al mismo tiempo, nos está resultando claro a muchos de nosotros que el alimento es la piedra angular que en nuestro moderno estilo de vida ha sido rechazada por el constructor.

La velocidad misma con que vivimos y trabajamos (la presión de las fechas límite) nos impulsa a una cultura de alimentación rápida, donde la calidad del alimento se vuelve algo secundario. Comer en el trabajo, a la carrera, bajo presión, nos impide la experiencia, el propósito y la función del alimento; al final, nos niega incluso nuestro estilo de vida. Los supermercados modernos están llenos de muchas comidas instantáneas que muy a menudo tienen un valor nutricional mucho menor que las preparadas en casa con ingredientes frescos de cultivo orgánico.

A pesar de todos los beneficios que los agronegocios han producido para la gente del mundo occidental, las desventajas de la industria moderna de los alimentos abarcan el uso extendido de sustancias químicas en la producción de alimentos. También se presenta una pérdida de la vitalidad que es intrínseca en el alimento recién cosechado, ya que muchos productos se transportan vastas distancias antes de que lleguen a su destino. Por supuesto, esto sucede a muchos de los llamados alimentos 'frescos' de los supermercados, por no hablar de los alimentos precocinados y empacados antes de llegar a los supermercados.

El estilo de vida y la nutrición están íntimamente vinculados y nuestro estilo de vida se define en parte por la tradición del país en que vivimos y en parte por nuestras actitudes. ¿Cómo quieres vivir en realidad? Si tienes la elección, ¿preferirías comer bien todos los días, hacer ejercicio, respirar aire puro y apropiado tan a menudo como sea posible, ingerir una cantidad razonable de agua con el fin de mantener limpio el torrente sanguíneo y que pueda eliminar las toxinas? Esta elección está al alcance de todos nosotros, pero para ponerla en práctica necesitamos comprender el impacto que tienen en nuestro bienestar los diferentes alimentos y aprender por experiencia directa qué tipo de forma de comer es más apropiada para nuestro estilo de vida.

¿Qué es la salud?

En un estado de salud dinámico y apropiado, las entidades mental, emocional, física y espiritual viven en armonía unas con otras. Para una comprensión más amplia de la salud, es interesante examinar el tema de la 'salud' no sólo de occidente sino también desde el punto de vista oriental. Los antiguos sistemas de medicina china e hindú se remontan más de 5,000 años. Estas culturas usaban (y siguen usando) plantas enteras para el tratamiento, mientras que la medicina ortodoxa utiliza extractos de las plantas, los cuales a menudo son copiados por productos sintéticos.

Los dos sistemas de medicina divergen en el área de la prevención. Las prácticas orientales comprenden el cuidado preventivo de la persona como meta primaria: mantener la buena salud. La fórmula para una buena salud es:

- fuerza de vida
- sangre de buena calidad
- nutrición apropiada.

Nuestra dieta diaria hará sangre de buena calidad; la energía sana fluye en un cuerpo con sangre apropiada. Necesitamos cuestionarnos todos los días: ¿Cómo está mi salud hoy? ¿Tengo una sensación de bienestar? ¿Tengo mucha energía? ¿Como y duermo bien? Como nos sentimos todos los días es resultado de nuestras acciones pasadas, nuestras prácticas previas de dieta, si realizamos ejercicio físico, si hemos estado mentalmente activos y de nuestra actitud general hacia la vida.

Cansancio en relación con la fatiga

La fatiga es muy común en la actualidad. La persona saludable que emplea todo su cuerpo en las formas que se acaban de describir durante el día, se sentirán cansadas... la sensación agradable de haber trabajado duro. El cuerpo podrá relajarse por completo y recuperarse al final del día. No es fatiga, es la necesidad natural de descanso del cuerpo. Es durante el descanso y la recuperación que el cuerpo se libera de todas las toxinas que se acumulan durante la actividad. Si el cuerpo no tiene la oportunidad de liberarse, se volverá persistente un estado de fatiga. Cuando se vuelve crónica, la fatiga puede indicar problemas subyacentes, como una infección, debilidad del sistema inmune, problemas glandulares o congestión linfática, ya que los sistemas del cuerpo se obstruyen con desperdicios.

¿Qué es la enfermedad?

La enfermedad se produce en cuatro etapas:

- cansancio, que cambia a fatiga, el descanso, en la cantidad que sea, no parece adecuado
- irritabilidad

- síntomas
- enfermedad.

El enfoque oriental a la enfermedad divide las causas de la enfermedad en dos: las que proceden del interior y las que proceden del exterior. Las internas tienen relación en su mayor parte con nuestro estilo de vida, nuestras tradiciones y nuestras creencias. Las formas en que se nos puede dañar desde dentro son las siguientes:

- el exceso de las emociones, incluso las positivas, como la alegría, puede afectar el corazón
- el exceso de enojo puede afectar el hígado
- el exceso de tristeza daña el apetito, el estómago, el bazo o el páncreas
- el exceso de pesar puede afectar los pulmones
- las conmociones, el miedo, el asombro o el temor pueden afectar los riñones.

Parte del proceso de la terapia nutricional nos ayuda a restaurar el equilibrio apropiado, a producir la armonía que nos hace falta.

Los 'cuatro médicos'

Las necesidades básicas de nuestros cuerpos físicos para eliminar desperdicios tóxicos, como se describieron antes, se nos están negando por la vida que llevamos en la sociedad occidental moderna. Lo que necesitamos para satisfacer estas necesidades básicas es lo que llamo los 'cuatro médicos':

1. luz solar y aire fresco
2. ejercicio apropiado y suficiente descanso
3. buen alimento
4. agua pura.

Mientras nuestros ancestros vivieron casi todo el tiempo en el exterior, solemos vivir principalmente en interiores, negándonos un requisito básico: la luz. Todo nuestro cuerpo depende de la recepción de luz con el fin de llevar a cabo sus funciones vitales: la regulación del apetito, nuestros patrones de sueño y vigilia, aspectos de nuestra conducta y la salud de nuestro sistema nervioso. El aire fresco es necesario de manera que podamos intercambiar las toxinas y los contaminantes del cuerpo con al menos una cantidad igual de aire. Por otro lado, padecemos problemas respiratorios agudos por la sobrecarga; nuestras ciudades no tienen suficientes árboles para devolver el oxígeno al entorno. Los árboles actúan como 'pulmones', llenando el aire con oxígeno que da la vida.

El agua es el mayor deleite para el cuerpo. Es el río que transporta todos los nutrientes en el cuerpo hasta el cerebro y a todas las células. El cerebro es el primer lugar en sufrir deshidratación, entonces es muy difícil pensar o tomar las decisiones apropiadas. En estudios recientes con marchistas de largas distancias, se encontró que el agua ayudaba más que el alimento para proporcionarles la energía para terminar. De la misma manera, quienes conducen grandes distancias no sólo necesitan un descanso de quince minutos más o menos, sino también un bocado, con el fin de mantener la concentración en la carretera. En ambos ejemplos, los sencillos remedios impidieron desequilibrios mentales y emocionales, los cuales le roban al cuerpo su suministro de energía y causan fatiga.

El papel del alimento en nuestras vidas

Al experimentar con los efectos de diferentes alimentos, muchas personas descubren que deben revisar antiguas creencias e ideas sobre el papel del alimento en su vida. La terapia nutricional no trata sólo sobre comer diferentes tipos de alimentos, también se ocupa de aumentar tu conciencia de cómo comes y de dónde procede el alimento que ingieres, cómo lo guardas y lo preparas, y cómo percibes lo que eres y tu lugar en el tejido de la vida. A veces, Los beneficios de la terapia nutricional son inmediatos, pero su estudio es intemporal y sus efectos pueden causar cambios de larga duración en tu actitud hacia la vida.

Hace poco, el doctor Henry Dreher (autor de *La personalidad del Poder Inmune*) nos recordó ciertas características que podemos desarrollar, y que aumentan nuestra habilidad para estar saludables. Estas características son:

- tener la habilidad para reconocer cuándo el cuerpo nos indica que tiene dolor o se siente cansado
- identificar emociones como enojo o tristeza
- relacionar estos estados con el alimento que hemos ingerido recientemente y, de esta forma, aprender a identificar los efectos que tienen diferentes alimentos en nosotros
- desarrollar un sentido de control sobre nuestra salud y la calidad de nuestra vida, ya que la forma en que vivimos, así como la forma en que comemos, es parte de la forma en que nos nutrimos.

La terapia nutricional nos ayuda a considerar nuestra inmunidad humana en el contexto de un entorno de cambio rápido al profundizar nuestra comprensión del flujo y reflujo dinámico entre nosotros y nuestro medio ambiente, algo que sucede en todo momento. Nuestra inmunidad es parte del cuadro completo: una relación de la evolución de nosotros y de nuestro mundo. La inmunidad de 'todo el cuerpo' se refiere a todos los aspectos de la vida: asegurar que el cuerpo físico tenga la nutrición correcta y las terapias curativas adecuadas, disfrutar una salud emocional al nutrir los sentimientos, aprender a hacer elecciones desde una posición de conciencia imparcial y no con el enfoque de la 'víctima' o el 'mártir'.

La terapia nutricional nos exige reconocer que somos cuerpo, alma, mente y emoción. Según esto, incorpora todos los aspectos de nuestra vida, con el objetivo de mantener saludable a la mente y el alma además del cuerpo, forma un punto de vista abierto y una actitud positiva hacia nosotros, y aprende a considerar cualquier causa de tensión en nuestra vida como reto en lugar de amenaza.

Capítulo dos

La historia de la curación nutricional

Un monje preguntó: '¿Hay algo más milagroso que las maravillas de la naturaleza?' El superior contestó: "Sí, tu apreciación de las maravillas de la naturaleza'.

En la antigua Grecia, las dos filosofías de la medicina y la curación se encontraban bajo la protección de dos dioses diferentes. Los médicos trabajaban bajo la protección de Asclepios, dios de la medicina, mientras que la hermosa hija de Asclepios, Higía (diosa de la salud, cuyo nombre es el origen de la palabra 'higiene') fue protectora de los curanderos. Alrededor del año 400 a. C., Hipócrates escribía sus memorias sobre los usos medicinales de las hierbas, las especias y el alimento. Más o menos en la misma época, y con la misma importancia, el hombre que se conoce como padre de la botánica, Teofrasto, estaba registrando el extenso conocimiento botánico de ese tiempo y la amplia variedad de usos que se encontró en hierbas y especias.

Posteriormente, cuando los romanos ocuparon Inglaterra en el siglo I d. C., satisfacían las necesidades médicas de sus soldados mediante una amplia variedad de hierbas y especias. De hecho, llevaron consigo 400 hierbas a Inglaterra, las cuales plantaban y cosechaban. Estas nuevas hierbas se añadieron a un conjunto de conocimientos ya extenso que había pasado de generación a generación entre los druidas... las hierbas son una antigua parte de la herencia de Europa.

En el siglo VI de nuestra era, después del Oscurantismo, las órdenes religiosas empezaron a fundar sus monasterios. Cultivaban hierbas en jardines de cocina, mientras los hospitales llenaban sus jardines con hierbas para alimentar a los enfermos. Por supuesto, las especias eran apreciadas como el oro, ya que eran muy difíciles de obtener de Oriente y el Cercano Oriente. Una creencia tradicional de las personas ordinarias, que en sus cocinas preparaban verduras, cereales, frutas y carnes, era que las especias también contenían los elementos necesarios para curar la enfermedad.

La cura de James Lind para el escorbuto

En el año 1747, James Lind, que era el asistente del cirujano del HMS *Salisbury*, llevó a cabo el brillante descubrimiento de que ingerir dos naranjas y un limón durante un periodo de seis días invertía por completo los síntomas del escorbuto (una deficiencia de vitamina C, que causaba debilidad general, enfermedad y muerte entre los marineros). Lind no sabía nada sobre las vitaminas, pero su remedio era muy efectivo; utilizó el alimento como medicina. Sin embargo, fue sólo hasta 1795 que el ministerio de marina británico puso en práctica esta medicina simple y preventiva. Desde 1795, una onza de jugo de limón eliminó el escorbuto de la Marina Mercante Inglesa. Sin embargo, tenían que pasar muchos años más antes de que esta simple medida preventiva se extendiera a la Marina Real.

Los efectos de los alimentos refinados

Durante el inicio del siglo XIX, experimentos posteriores con los alimentos demostraron que el contenido de grasa, carbohidratos y proteínas del alimento (aunque esenciales para la vida) no eran suficiente para fomentar el crecimiento ni para el desarrollo saludable de los ojos. Cuando Mullen, en Suiza, construyó el molino de cilindros de acero en 1830, la harina blanca se volvió más barata y más fácil de obtener. Hasta entonces, la gente de Europa había comido una amplia variedad de frutas, verduras, cereales, hierbas y, últimamente, especias. El cambio en la dieta a la harina refinada, el arroz blanco y el azúcar blanca causó una extensa deficiencia de vitaminas. Enfermedades graves, como el beriberi, se dieron a conocer en todas las partes a que se extendieron estos alimentos.

En las Indias Occidentales, se asignó a un médico holandés llamado Christiaan Eijkman, para estudiar el beriberi en 1886. Observó que los pollos del corral del laboratorio sufrían de una enfermedad que era semejante en todos los síntomas al beriberi. Descubrió mediante un proceso de observación e indagación que la dieta normal de los pacientes del hospital militar era arroz blanco. La mayoría de los pollos se alimentaban con restos, pero cuando un nuevo cocinero tomó el puesto, se rehusó a dar de comer lo que fuera a los pacientes, aparte de arroz integral sin pulir. Con este cambio, tanto los pacientes como los pollos revivieron y llegaron a ser muy saludables.

Luego, Eijkman llevó a cabo un enorme estudio de los prisioneros de las Indias Occidentales Holandesas. Descubrió que el beriberi era 300 veces más común en prisioneros con una dieta básica de arroz pulido (blanco) en lugar de arroz sin pulir. Llegó a la conclusión de que el salvado del arroz contenía una sustancia, o nutriente, necesaria para la salud.

Medicina naturópata

Hasta la actualidad, el debate continúa sobre la naturaleza de la salud. Pero el principio más básico de toda curación (sea mental, emocional, física, espiritual, química o todas ellas) es que la naturaleza cura. Éste era el principio central de la medicina naturópata, que fue la precursora de la terapia nutricional.

Un gran impulso de las terapias naturales tuvo lugar en el siglo XIX en Europa y Estados Unidos, y los naturópatas como Vincent Priessnitz, Jethro Kloss, Sebastián Kneipp y J. H. Kellog, produjeron legados escritos de enorme valor. Mientras que algunos médicos decidieron especializarse en medicina naturópata, otros (por todo el mundo) trabajaron en su propia área de la medicina, desarrollando y aumentando su comprensión de la nutrición en el contexto de una disciplina particular. Mientras trabajaban con los principios de que, por un lado, la intervención externa es necesaria, y por otro, que la naturaleza trabaja para curar, el enfoque naturópata mantiene que el esfuerzo continuo de la fuerza vital del cuerpo siempre es en el sentido de la autocuración, la autoreparación y la salud positiva. De acuerdo a este enfoque, todas las células del cuerpo están imbuidas con el instinto de autopreservación, que se sustenta en una fuerza inherente conocida como 'la fuerza vital de la vida'.

El descubrimiento de las vitaminas

En 1911, el científico polaco, Casimir Funk, propuso la teoría de que existen factores contra el escorbuto, el beriberi, la pelagra y el raquitismo en el alimento. Llamó 'vitaminas' a estos factores del alimento (del latín *vita*, que significa 'vida'). Después, Albert Szent-Györgyi de Budapest envió la sustancia cristalina que había aislado de la glándula suprarrenal de buey al químico inglés especializado en azúcares, W. N. Haworth, el cual encontró su fórmula estructural. Era el ácido ascórbico, ¡la sustancia ácida que impide el escorbuto! En 1937, ambos hombres recibieron un Premio Nobel por su gran trabajo al descubrir finalmente la sustancia que en 1747 James Lind había demostrado, mediante una prueba sencilla con naranjas y limones, que salvaba la vida de la gente en el mar. La extensa investigación de las vitaminas en las décadas posteriores ha establecido que necesitamos una ingestión balanceada de las vitaminas A, B, C, D y E para mantener la salud. Se incluyen listas de alimentos que contienen estas vitaminas en el Apéndice Uno (ve las páginas 123-8).

El descubrimiento de los minerales

El estudio de los minerales en el alimento empezó en la década de 1940 (hasta ese momento, sólo se sabía y comprendía que el yodo y el hierro eran esenciales para la vida). Desde la década de 1940, se han realizado numerosos descubrimientos importantes, ahora conocemos una amplia gama de minerales que son esenciales para la buena salud, como zinc, yodo y potasio. Al identificar los desequilibrios de vitaminas y minerales, los médicos actuales pueden revertir muchas enfermedades graves que antes no se podían diagnosticar.

El nacimiento de la medicina nutricional

En 1968, el doctor Linus Pauling definió la medicina ortomolecular, con referencia particular a la psiquiatría como forma de alcanzar y conservar la salud mental al variar las concentraciones en el cuerpo humano de sustancias que normalmente están presentes, como las vitaminas. Esta definición fue la cristalización de lo que en la actualidad conocemos como medicina nutricional. El doctor Pauling ganó un Premio Nobel de Química en 1954, y el Premio Nobel de la Paz en 1963. Su trabajo pionero proporcionó un nuevo ímpetu a la medicina. Hasta que su investigación logró el reconocimiento, la nutrición y la medicina se habían polarizado como profesiones separadas.

En décadas recientes, una sucesión de avances nutricionales en todo el mundo ha producido nueva evidencia sobre las propiedades del alimento, que son esenciales para la buena salud. La escuela hipocrática, que trataba la enfermedad con dietas, ayunos, hidroterapia, ejercicios y manipulación vertebral, aún puede llegar a obtener el reconocimiento una vez más como piedra angular de la práctica médica.

Alimentos locales

La vida gastronómica de un país solía basarse primariamente en el clima y la posición geográfica, así que esto sugiere que pudo existir cierta uniformidad en los patrones de alimentación entre personas que vivían en latitudes particulares y en grandes masas de tierra similares. Pero la ocupación militar por personas con otros hábitos alimenticios puede afectar radicalmente la dieta nativa. Es así como la vinicultura sustituyó la cerveza y los licores de manzana en Europa, después de la ocupación romana de Inglaterra y Francia. Pero las preferencias nacionales de los alimentos son difíciles de erradicar, ya que están muy asociadas a la cultura... no sólo al platillo principal.

El impacto de la industrialización en la dieta

Sin embargo, el impacto de la industrialización, en especial en el campo de la agricultura, y la nueva ola de tecnologías, han contribuido a una pérdida de la conciencia sobre nuestra herencia alimenticia local. En Inglaterra, el movimiento de una sociedad rural y agricultora a una sociedad urbana industrializada en el siglo XIX tuvo efectos devastadores en la dieta de los trabajadores. La extensa desnutrición se manejó en ese momento mediante la producción en masa y distribución de alimentos básicos por parte de instituciones religiosas, en particular las fundaciones cuáqueras, y familias como Fry y Cadbury. La era de los alimentos procesados estaba a punto de empezar y fue la respuesta a una demanda definida.

Al principio, este tipo de alimento aliviaba la desnutrición y la susceptibilidad a enfermedades contagiosas, así que, ¿cómo es posible que el alimento procesado se añada a nuestros problemas de salud? Que el alimento procesado está ligado directamente con obesidad, diabetes, trastornos cardiacos y cáncer es irrefutable. Pero existen muchos factores asociados adicionales. Por ejemplo, la mayoría realizamos menos ejercicio de lo que era normal en los siglos anteriores a la invención del automóvil; antes de la revolución en los transportes y la tecnología, el ritmo de la vida era mucho más lento que ahora, y antes de la introducción de las técnicas de cultivo intensivo, era típico que los alimentos procesados se combinaran con productos agrícolas locales.

Los analistas nutricionales se han dado cuenta que cuando un país se industrializa con lentitud, su pueblo ha mantenido su herencia cultural en general y su herencia alimenticia en particular. El sur de Francia, Italia y España, la costa del Medio Oriente y las islas, comparten la ahora reverenciada 'Dieta Mediterránea'. Aún se adhieren a sus preferencias regionales, pero tienen en común con otros pueblos que habitan las costas, como los escandinavos y los japoneses, acceso a ciertos alimentos marinos muy benéficos. En comparación, las personas de países que se han industrializado con rapidez, como Inglaterra y, más recientemente, Japón (donde los cambios han empezado a causar ataques dañinos a los beneficios de la dieta tradicional) y partes de China, rápidamente pierden contacto con su herencia de alimentos. El tiempo se vuelve un artículo valioso y mientras menos personas trabajan la tierra, disminuye el conocimiento de las cualidades de los alimentos locales, y los alimentos importados, menos nutritivos, se ponen de moda. Por ejemplo, los cereales procesados son ahora una característica de la mayoría de los hogares ingleses, y sin embargo, son más costosos y menos nutritivos que un plato simple como las gachas y las frutas deshidratadas. De la misma manera, en muchas partes de Japón, el pan de harina blanca ha reemplazado a un desayuno tradicional más nutritivo de huevo, arroz y queso de soya.

Los efectos de la agricultura intensiva

En general, podemos notar que mientras la investigación de los nutrientes del alimento ha representado una enorme contribución a nuestro conocimiento durante el transcurso del siglo XX, al mismo tiempo, la pérdida del conocimiento local (combinada con el uso intensivo de fertilizantes artificiales en el cultivo de los alimentos y la exportación de comestibles básicos a gran escala) ha contribuido al deterioro de nuestra salud general. Sin embargo, una vez que comprendes el significado central del alimento en tu vida, puedes hacer varios ajustes muy simples a tus patrones de alimentación para asegurar que recibes los nutrientes que necesitas. No debes ser un químico o un científico para beneficiarte de los conocimientos de la terapia nutricional; la siguiente sección de este libro mostrará cuántos de los preceptos de la terapia nutricional se basan en la simple conciencia propia, la observación de uno mismo y el sentido común.

Capítulo tres

Nutrientes esenciales

El cuerpo necesita una ingestión determinada de nutrientes en forma de carbohidratos, grasas, minerales, proteínas, vitaminas y agua. Si tu cuerpo está deficiente en cualquiera de ellos, el resultado será una enfermedad. A veces, la enfermedad puede ser resultado de una clara ausencia de los nutrientes apropiados en tu dieta: en otros casos, la deficiencia puede surgir por la inhabilidad del cuerpo para absorber un nutriente particular en forma apropiada. En este caso, se debe encontrar una forma alterna de proporcionar el nutriente.

Carbohidratos

Los carbohidratos son la fuente principal de energía del cuerpo, y están formados por azúcares, almidón y fibra. También son necesarios para metabolizar las proteínas para la reparación de los tejidos del cuerpo y para que funcione el sistema nervioso central. Los carbohidratos sin refinar comprenden todos los cereales, como arroz, trigo, avena, cebada y mijo. Pierden su valor nutritivo durante la refinación y sólo proporcionan calorías 'vacías' (por ejemplo, pan blanco, arroz refinado y azúcar blanca).

La falta de carbohidratos produce inquietud, fatiga y náusea. Demasiados carbohidratos refinados producen obesidad, caries, presión sanguínea alta, trastornos cardiacos y diabetes.

Grasas

Las grasas son necesarias para producir energía y crear capas de tejido protector en el cuerpo. Proporcionan más del doble de energía, en cantidades iguales, que los carbohidratos y las proteínas. Por lo tanto, se necesita comparativamente poca grasa en la dieta promedio.

Las grasas se dividen en tres categorías: saturadas, monosaturadas y poliinsaturadas. Las grasas saturadas se encuentran principalmente en alimentos de origen animal, como leche entera, queso, huevos, crema y mantequilla. Las grasas saturadas también contienen altas cantidades de colesterol.

Las grasas monoinsaturadas y poliinsaturadas se encuentran especialmente en aceites vegetales y margarinas suaves. No contienen colesterol. Las grasas poliinsaturadas también contienen tres aceites esenciales: ácido linoleico, ácido oleico y ácido araquidónico. El ácido linoleico permite al cuerpo sintetizar otras grasas del alimento. También se piensa que ayuda a reducir el nivel del colesterol en la sangre.

Demasiada grasa puede causar obesidad, la cual aumenta el riesgo de diabetes, presión sanguínea alta, artritis y enfermedades de la vesícula biliar.

Ácido fólico

El ácido fólico es una de las vitaminas B (ve más adelante). Ayuda a la formación de RNA y DNA, y a la fragmentación de las proteínas a aminoácidos. Es especialmente importante en los primeros meses del embarazo. La falta de ácido fólico produce crecimiento deficiente, problemas gastrointestinales y anemia.

Minerales

Los minerales son vitales para el crecimiento, la reparación y la autorregulación del cuerpo. Los macrominerales (calcio, fósforo, magnesio, sodio, potasio y cloro) son necesarios en cantidades de 100 mg o más por día. Los microminerales (hierro, yodo y zinc) se necesitan en cantidades más pequeñas. Es muy importante un equilibrio de los minerales, ya que a menudo funcionan en conjunción unos con otros.

Calcio

El calcio es esencial para el crecimiento saludable de huesos, dientes, uñas y cabello, para el funcionamiento del sistema nervioso y para el mantenimiento de las contracciones musculares. Está presente en almendras, mantequillas de almendra, pescado, melaza, semillas de girasol, vegetales verdes, kelp, algas marinas como kombu, wakame, dulse e hiziki, semillas de ajonjolí, tahini (mantequilla de ajonjolí), tofu, queso cottage, cheddar, leche, queso y yogur de cabra, leche, queso y queso feta de oveja, queso ricota y yogur natural. La falta de calcio puede producir problemas musculares, huesos quebradizos y caries. Puede causar también insomnio y cansancio nervioso.

Cloro

El cloro es necesario con sodio y potasio para regular los fluidos del cuerpo. Ayuda a la formación de los jugos gástricos en el estómago para la digestión efectiva de las proteínas. La falta de cloro puede producir un desequilibrio del sodio en el cuerpo.

Yodo

El yodo es necesario para la formación y el funcionamiento saludable de dos hormonas en la glándula tiroides, la cual regula el metabolismo y la síntesis de proteínas. La falta de yodo puede causar obesidad, inflamación e inquietud.

Hierro

El hierro es necesario para la formación de la hemoglobina de los glóbulos rojos de la sangre, la cual transporta el oxígeno de los pulmones a todo el cuerpo. Para funcionar con efectividad, el hierro necesita estar en equilibrio con un vestigio de cobre y vitamina C. La falta de hierro produce anemia y fatiga.

Magnesio

El magnesio se combina con calcio y fósforo para el funcionamiento saludable de los sistemas esquelético y nervioso. La falta de magnesio causa debilidad muscular y delirio.

Fósforo

El fósforo se combina con calcio para la formación saludable de huesos y dientes. Ayuda a la liberación de energía del cuerpo.

Potasio

El potasio actúa con el sodio para regular los fluidos del cuerpo, en especial en las células musculares y en la sangre. La falta de potasio puede causar el deterioro del funcionamiento neuromuscular e incluso ataques cardiacos.

Sodio

El sodio regula el equilibrio de líquidos del cuerpo y supervisa la entrada de nutrientes y la salida de desechos de las células. Demasiado sodio causa retención de fluidos y presión sanguínea alta.

Azufre

El azufre constituye el 0.05 por ciento de la corteza terrestre. Es un componente de todas las proteínas y está presente en algunos aminoácidos. También se encuentra en la vitamina D, la tiamina y la biotina. Está presente en uñas, piel, articulaciones y cabello. El azufre se puede obtener en una amplia gama de alimentos, como huevos, nueces, ajo, aves de corral, carne roja, pescado, leche, queso, mostaza y berros, peras, albaricoques y avena.

Zinc

El zinc es esencial para el crecimiento y la reparación de los tejidos, para la síntesis de proteínas y para el sistema inmune del cuerpo. La falta de zinc causa fatiga, baja resistencia a las infecciones y falta de desarrollo de la madurez sexual.

Proteínas

Las proteínas son esenciales para la formación, el crecimiento y la reparación de todas las células del cuerpo, y para el funcionamiento de enzimas, hormonas y anticuerpos que regulan y controlan nuestro cuerpo. Las proteínas están formadas por aminoácidos. Existen cerca de veinte aminoácidos, ocho de los cuales están presentes en los alimentos que contienen proteína. El cuerpo sintetiza los demás a partir de esos ocho. Los alimentos que contienen todos los ocho aminoácidos esenciales se llaman proteínas completas o de primera clase; los alimentos que contienen sólo unos cuantos se llaman proteínas incompletas o de segunda clase.

Los productos lácteos, la carne, los huevos y el pescado contienen proteínas de primera clase. Las proteínas de origen vegetal, como de chícharos, frijoles y lentejas, de cereales y verduras, se llaman proteínas de segunda clase, ya que no contienen toda la gama de aminoácidos esenciales. Sin embargo, muchos pueblos tradicionales combinan alimentos de segunda clase, que no son carnes, en una forma que satisface agradablemente los requisitos de proteínas de mente y cuerpo, sin los efectos nocivos que pueden acompañar a una dieta rica en carne. En 1971, la escritora de la comida, Frances Moore Lappé presentó la idea de proteínas complementarias a los lectores modernos con su libro *Dieta para un Mundo Pequeño*, que en la actualidad se considera un clásico y se ha traducido a muchos idiomas.

La falta de proteínas conduce una disminución de los procesos metabólicos y, en casos extremos de privación, a la inanición.

Vitaminas

Por lo general, las vitaminas se necesitan sólo en minúsculas cantidades, pero son cruciales para el funcionamiento saludable del cuerpo. Las vitaminas se clasifican en seis grupos: A, B, C, D, E y K. Las vitaminas de los grupos B y C son solubles en agua, lo que significa que el cuerpo las debe ingerir con regularidad ya que no las puede almacenar por largo tiempo; las vitaminas de los grupos A, D, E y K son solubles en grasa y, por eso, duran bastante más tiempo.

Vitamina A (retinol)

La vitamina A ayuda a la diferenciación celular. También es necesaria para la salud de piel y membranas mucosas, y para tener buena visión nocturna. La falta de vitamina A conduce a reblandecimiento de huesos y dientes, piel seca y ceguera nocturna.

Vitamina B

La función más importante de las vitaminas B es la fragmentación del alimento en moléculas de azúcar simple para producir energía y para formar nuevos glóbulos rojos de la sangre. Las vitaminas B también son importantes para el funcionamiento saludable del cerebro, los sistemas nervioso y circulatorio, y para tener cabello, piel y ojos saludables. Las vitaminas B funcionan con más efectividad en conjunción unas con otras.

Vitamina B1 (tiamina)

La vitamina B1 fragmenta los carbohidratos para producir energía. También ayuda al funcionamiento del cerebro, los nervios y los músculos. La falta de vitamina B1 causa estreñimiento y dolor abdominal, y en casos extremos, beriberi.

Vitamina B2 (riboflavina)

La vitamina B2 fragmenta grasas, carbohidratos y proteínas para producir energía. Se destruye fácilmente mediante la exposición a la luz. La falta de vitamina B2 causa infecciones de boca y garganta, y fatiga ocular. La deficiencia de riboflavina es común en personas que no beben leche.

Vitamina B3 (niacina)

La vitamina B3 fragmenta las grasas, los carbohidratos y las proteínas para producir energía. La falta de vitamina B3 causa trastornos digestivos, lengua adolorida e hinchada, y deterioro del crecimiento en los niños.

Vitamina B6 (piridoxina)

La vitamina B6 fragmenta proteínas en aminoácidos para la formación de glóbulos rojos y hormonas. La falta de vitamina B6 causa anemia, trastornos nerviosos y fatiga.

Vitamina B12 (cobalamina)

La vitamina B12 es esencial para la formación de glóbulos rojos y para sintetizar RNA y DNA. También es esencial para el funcionamiento saludable del sistema nervioso. Los productos lácteos son una fuente abundante de vitamina B12. La falta de vitamina B12 causa anemia grave.

Vitamina C (ácido ascórbico)

La vitamina C es esencial para la formación de anticuerpos y para ayudar a la recuperación después de una infección o enfermedad. Ayuda a formar colágena, la cual es necesaria para la absorción de hierro y para producir hemoglobina y adrenalina. La falta de vitamina C causa encías sangrantes, dientes deficientes, baja resistencia a la enfermedad y lenta recuperación de las enfermedades.

Vitamina D (calciferol)

La vitamina D ayuda al cuerpo a absorber y regular la ingestión de calcio y fósforo, y es necesaria para tener huesos, dientes y encías fuertes. Se absorbe de la luz solar además del alimento. La falta de vitamina D causa reblandecimiento de los huesos y, en casos graves, raquitismo.

Vitamina E (tocoferol)

La vitamina E protege a la vitamina A y las grasas insaturadas del cuerpo de la oxidación nociva. También ayuda a la curación después de lesiones o enfermedades. La falta de vitamina E causa emaciación muscular, depósitos anormales de grasa y glóbulos rojos anormales.

Vitamina K (fitomenadiona)

La vitamina K es esencial para la coagulación de la sangre. La falta de vitamina K causa hemorragias internas y externas.

Los ocho elementos esenciales

De los nutrientes que se listan aquí, siete elementos son esenciales para la vida. Son las vitaminas A, B, C y D, yodo, azufre y hierro. El ácido cítrico es otro elemento esencial para la vida. Es un componente de la vía metabólica del ciclo de Kreb, el cual produce la energía en el cuerpo. (El ciclo de Kreb es una parte muy importante del sistema digestivo.) Nunca ha habido antes tanta demanda por estas sustancias como suplementos, ya que nunca antes en la historia humana se había cultivado nuestro alimento con métodos tan artificiales y dañinos.

Capítulo cuatro

Alimentos que dañan, alimentos que curan

Si tienes una molestia o desequilibrio, por ejemplo, si estás deficiente en un mineral particular, o si tienes dificultades para digerir ciertos tipos de alimentos, necesitarás que tu terapeuta de la nutrición te recete complementos herbales o minerales. Existen pautas básicas para la alimentación saludable que se aplican a todos nosotros. Una vez que te das cuenta de qué alimentos dañan y qué alimentos curan, y que revisas tus patrones de alimentación de acuerdo a esto, habrás dado un paso mayor hacia mejorar tu bienestar.

Alimentos que dañan

Los alimentos que son dañinos para la salud, y específicamente para el funcionamiento saludable de la glándula tiroides, son harina blanca refinada, azúcar blanca, alimentos salados pesados, como papas fritas y frituras, alimentos con alto contenido de sal, carnes procesadas, como salchichas y rollos de carne, y alimentos ricos en cafeína, como té, café y chocolate.

Distingue entre azúcar natural y refinada

La palabra azúcar tiene dos significados. El azúcar, como la hemos conocido desde mediados del siglo

XIX, se refiere al azúcar blanca que se extrae del betabel, y el azúcar morena, que se extrae de la melaza. Si confiamos demasiado con los alimentos refinados que contienen estos azúcares, evitamos las necesidades de nuestro sistema digestivo, el cual está diseñado para funcionar eficientemente fragmentando alimentos enteros y extrayendo sus virtudes para nuestro cuerpo.

Cuando el azúcar se consume en su forma refinada (como en los dulces, bebidas y otros alimentos procesados que se hacen con azúcar blanca o morena) no nos nutre... nos roba. Nuestras reservas de vitaminas B y de los importantísimos minerales para fabricación de huesos comienzan a perderse desde sus sitios de almacenamiento. La persona también puede presentar glotonería, ya que el azúcar produce un 'hueco de hambre', causado por la falta de nutrientes.

También nos podemos volver adictos al azúcar. Si comer un pequeño pedazo de chocolate, pastel o galleta no te satisface, sino que te conduce a un anhelo interminable, indica una fuerte posibilidad de adicción. Para romper el ciclo, es mejor reducir en forma gradual la ingestión de azúcar refinada que eliminarla por completo de tu dieta. Al mismo tiempo, comienza a introducir a tu dieta alimentos que contengan azúcar natural (ve más adelante).

Problemas asociados con la ingestión excesiva de azúcar

Las primeras víctimas de la ingestión excesiva de azúcar son nuestros dientes, que sufren pérdida de calcio, ataques de bacterias y caries dental. Otros problemas asociados con el exceso de azúcar refinada son: baja concentración de azúcar en la sangre o diabetes, problemas cardiacos, arteriales y de colesterol, indigestión ácida, cataratas, hiperactividad, problemas de concentración y crecimiento excesivo de levaduras, lo que produce *Candida albicans* y otras formas de infecciones por hongos, como el afta vaginal.

Formas naturales de azúcar

Los carbohidratos simples comprenden azúcares que ocurren como parte natural de alimentos como la leche (lactosa), frutas (fructuosa), cereales (maltosa) y glucosa (que se encuentra en la sangre como resultado de la digestión). La glucosa es la única fuente de energía que puede emplear el cerebro. Un nivel bajo de glucosa en la sangre reducirá el suministro al cerebro, produciendo sensaciones de ansiedad y debilidad, como sucede en el síndrome de baja concentración de azúcar en sangre.

Cuando se ingiere y digiere una comida nutritiva y apropiada, existe gran cantidad de glucosa disponible para el cerebro y el cuerpo. Cualquier excedente se convierte y almacena en el hígado. La reserva dura de veinticuatro a cuarenta y ocho horas. Después, se debe producir glucosa de las reservas de grasa del cuerpo. Esta fuente de glucosa se presenta 'como un todo', todos los nutrientes necesarios para la digestión y la absorción se encuentran en leche, frutas o cereales. Por lo tanto, no se roba al cuerpo; son alimentos nutricionalmente superiores, que nutren a todas las células del cuerpo con proteínas, vitaminas, carbohidratos, minerales y grasas. (Ve el Reloj de Alimentación del Cuerpo en la página 103.)

El doctor Weston Price, un dentista que viajó extensamente por los pueblos del mundo que vivían con dietas tradicionales, llevó a cabo maravillosos descubrimientos. Su libro, *Nutrición y Degeneración Física*, muestra los efectos anteriores y posteriores de la modernización. Una vida simple, de acuerdo a las estaciones naturales del año, ingiriendo alimentos que crecen a menos de cierta distancia, confería buena salud a la comunidad local. Por la falta de transporte no se podía obtener harina blanca o alimentos enlatados; la caries era poco común. Las personas eran vitales y sanas. En cuanto estaban disponibles los alimentos procesados, aparecían los problemas. Había caries, tuberculosis y dificultades en la maternidad. Los niños nacían con un desarrollo deficiente de la mandíbula y cambios en la estructura facial.

Nuestros huesos, nuestros cerebros, nuestra conducta

Las proteínas forman nuestros músculos, huesos y tejido conectivo. Participan en la producción de hormonas como la insulina, las enzimas digestivas y la formación de anticuerpos en nuestro sistema inmune. Los aminoácidos (los bloques de construcción de las proteínas, que el cuerpo puede fragmentar en sus diversas partes) pueden participar en la formación de sustancias químicas vitales para las funciones del cerebro que rigen el estado de ánimo y la conducta.

Las proteínas son uno de los ingredientes absolutamente esenciales para tener una vida saludable y vital. Existe una cantidad mínima que debemos ingerir con el fin de mantenernos sanos. Esta cantidad depende de nuestra tasa de crecimiento, tamaño corporal y presencia o ausencia de enfermedades.

La necesidad de proteínas aumenta en la infancia, durante el embarazo y al amamantar, en la curación de los tejidos después de un accidente, lesión u operación, o cuando nos recuperamos de una pérdida de peso. Nuestra necesidad de proteína de primera clase aumenta en un periodo de 'crisis'; en general, podemos recuperarnos muy bien con pescado, carne blanca y un poco de carne roja. Las tradiciones de alimentación de todo el mundo siempre han incluido platos como arroz y frijoles, además de verduras, hierbas y especias, o lentejas y cebada en sopas, o cuscús y garbanzo, pan de grano integral y frijoles cocinados.

Los nuevos cuatro grupos de alimentos

Basándose en investigación de Estados Unidos, Japón, Alemania, Francia, Inglaterra e Irlanda, los alimentos se agrupan en la actualidad como sigue:

1. *Granos enteros* Abarca pan integral, pasta integral (de arroz, mijo y trigo sarraceno), avena, cebada, maíz, mijo, trigo, cereales, trigo sarraceno, quinoa, granos de espelta (el trigo original). Estos granos son ricos en fibra, contienen algo de proteína, vitaminas B y zinc.

2. *Verduras, frutas y algas marinas* Excelentes fuentes de fibra para limpiar el cuerpo, beta caroteno y antioxidantes para proteger las células del cuerpo de los efectos dañinos de la contaminación, las dietas inadecuadas y la tensión, vitamina C y otras vitaminas y minerales para la salud de todo el cuerpo.

3. *Yogur, queso, leche de vaca, leche de oveja, cabra o vegetal (leche de soya, avena, arroz, almendra o nuez)* Las fuentes de aceites esenciales y vitaminas solubles en grasa, algunas vitaminas B y calcio, magnesio y fósforo.

4. *Frijoles, lentejas, carne, pescado, aves de corral, huevos* Excelente fuente de fibra de las legumbres, también hierro, vitaminas B y minerales. La carne roja se distingue como la única fuente fácil de obtener de la valiosa vitamina B12, que evita la anemia perniciosa. La vitamina B12 es esencial para la salud de los nervios. Mantiene la integridad de la vaina de mielina de la médula espinal. La deficiencia puede causar síntomas como trastornos del estado de ánimo, lentitud mental, defectos de la memoria. Fumar (por el cianuro del humo del tabaco) puede tener relación en problemas oculares, ya que interfiere con la absorción de vitamina B12. Según la investigación, sucede más en hombres que fuman que en mujeres.

Los vegetarianos son candidatos principales para la deficiencia de vitamina B12 ya que en su dieta faltan las fuentes más valiosas: hígado, riñones, carne de músculos y algunos pescados. Se debe contar con las algas marinas o las fuentes vegetales para obtener esta vitamina como parte de una dieta vegetariana. Los peces que son fuente de esta vitamina son lenguado, arenque, macarela y sardinas. Complementar la dieta con un tónico que contenga vitamina B12 es una de las mejores maneras de protegerse de esta deficiencia.

Dietas tradicionales

A finales del siglo XIX, el doctor Price estudió la dieta de los escoceses. Los nativos de las Hébridas exteriores comían tortas de avena, pescado, huevos, gachas de avena, algo de leche y mantequilla. Los daneses, suizos y pueblos del sur de Europa vivían, por lo general, con pan negro, verduras frescas, frutas, carne con poca frecuencia y leche cruda. Los peruanos comían semillas, carne de conejillos de Indias, mariscos, plantas de río y papas.

Los primeros griegos vivían de gachas de harina de cebada, lentejas, linaza, pan, verduras, nabos y queso de cabra. La carne sólo se empleaba en celebraciones y en tiempos de guerra. Hipócrates vivió hasta los ochenta y tres años de edad. Comprendía las necesidades del cuerpo humano en forma instintiva y también mediante el estudio. En la actualidad, abunda la evidencia científica para confirmar sus enseñanzas.

Las dietas tradicionales de todo el mundo tienen lo siguiente en común:

- la dieta es frugal
- los alimentos son completos
- los alimentos se cultivan localmente
- se toman en consideración factores estacionales, algunos alimentos son escasos en ciertos periodos del año
- no se emplean sustancias químicas
- los métodos de cocción son lentos.

Estas dietas se pueden describir como bajas en calorías, proteínas y grasas, y ricas en carbohidratos complejos.

Carbohidratos complejos

Los carbohidratos complejos se encuentran en cereales, legumbres, semillas, nueces, verduras y frutas. Son un alimento entero perfecto, ya que contienen carbohidratos y algo de proteínas, grasa, fibra, vitaminas y minerales. Los cereales son reverenciados en todas las culturas, se asocian con el surgimiento de las civilizaciones de todo el mundo. Son el alimento del mundo vegetal más cercano a proporcionar a nuestro cuerpo todos los bloques de construcción, la energía y la fibra que necesitamos para nuestra salud. Después de la introducción de la avena, el arroz, el mijo o el maíz a la dieta, sólo se requieren unas cuantas semanas para que los carbohidratos complejos empiecen a exhibir sus maravillosas propiedades.

Los beneficios de los carbohidratos complejos

La parte fibrosa de cereales, legumbres, semillas, nueces, verduras y frutas produce un cambio en el excremento; en Occidente, el excremento tiende a ser pequeño, duro y poco frecuente. Esto se puede relacionar con la enfermedad diverticular, el síndrome de intestino irritable o el estreñimiento, que afecta a tantas personas en la actualidad. Una dieta que combina frijoles, chícharos, semillas enteras, nueces, verduras y frutas produce un cambio profundo en el colon y en la textura de los excrementos. El resultado es un excremento grande, suave y fácil de expulsar.

Muchos médicos han estado recomendando la parte de salvado de los carbohidratos complejos (salvado de arroz, de avena, de trigo y de soya) para ayudar a mantener una concentración saludable de colesterol, con lo que se reducen los niveles de apoplejía y problemas cardiacos. Como la fibra es tan baja en calorías y alta en materia indigerible, causa una sensación de satisfacción e impide comer en exceso. Además, como los alimentos que se mencionaron proporcionan al cuerpo las vitaminas del complejo B y minerales, lo ayudan en momentos de tensión. También proporcionan al cuerpo la vitalidad, mental y física, gracias a la liberación suave, continua y lenta de azúcar (glucosa).

Estos alimentos se deben masticar muy bien, con el fin de liberar las enzimas en la boca que los preparan para una digestión fácil en todo el tracto digestivo. Conforme se mastican, se vuelven dulces, satisfactorios y calmantes.

La grasa es esencial para la vida

El cuerpo necesita grasas, pero también necesita recibirla en su forma más nutritiva. La grasa saturada, que se encuentra en carne y productos lácteos, puede causar altos niveles de colesterol, las grasas insaturadas también se deben incluir en la dieta. Las grasas insaturadas se encuentran en dos formas. Lo más obvio es que están presentes en los aceites, por ejemplo, el de oliva, de girasol y de soya, en mantequilla, manteca y crema de cacao. También son parte integral de ciertos alimentos, en especial, granos enteros, nueces, semillas y pescado.

Dependemos de las grasas para transportar las vitaminas solubles en grasa, A, D, E y K por todo el cuerpo. Llevan a cabo funciones protectoras, las cuales previenen las enfermedades, las lesiones de la piel, la mala circulación, la ceguera nocturna y el 'ojiseco'. Son útiles para la formación de dientes fuertes y encías saludables resistentes a las enfermedades, y para la producción de membranas mucosas sanas. Todas son útiles, junto con las vitaminas del complejo B, para el crecimiento y desarrollo normales de bebés, niños y adolescentes. Estas vitaminas son como madres y padres atareados en el cuerpo, construyendo, ayudando al crecimiento, protegiendo, formando nuevas células sanas, previniendo sangrados intensos y nutriendo a las células.

Las amistosas grasas esenciales

Necesitamos recordar las funciones más importantes de la grasa en nuestro alimento: como constructoras. Toda célula de nuestro cuerpo y cerebro tiene grasa como componente principal de la pared celular. Las grasas llamadas esenciales proporcionan paredes impermeables a las células, necesarias para mantener fuera a los virus que nos rodean. Al comer con regularidad alimentos compuestos por cereales, verduras y pescado, suministramos a nuestras células estas sustancias vitales. La ciencia médica está descubriendo que las grasas esenciales son parte integral de los alimentos sin procesar, de cultivo natural y sin sustancias químicas.

Las grasas curativas

Tienen diferentes funciones en el cuerpo. La hierba de asno, la hermosa borraja y el casis, proporcionan ácido gama linoleico. Entre las muchas funciones que lleva a cabo se encuentran mejorar la circulación, reducción de la inflamación y descenso de la presión sanguínea en las arterias. Previene la producción de colesterol, ayuda a los linfocitos T en el sistema inmune y nos permite quemar la grasa en lugar de almacenarla. El pescado es una mejor fuente de estas grasas que la carne. Los médicos recomiendan el aceite de hierba de asno para problemas de la piel, incluyendo piel reseca, caspa, dermatitis y eczema. Los médicos reconocen que el mecanismo defectuoso de las grasas esenciales, o la deficiencia por una dieta inadecuada, es la raíz de muchos de los problemas que vemos diariamente en nuestra práctica. Muchas de las personas que han tenido problemas psiquiátricos, conductuales, de aprendizaje y menstruales, además de infecciones virales o bacterianas recurrentes, han vuelto a una vida normal con una prescripción de ácidos grasos esenciales en la dieta y en forma de aceites de hierba de asno, borraja o semilla de casis.

Cómo sustentan la vida las grasas

Aparte de los aspectos médicos de las grasas en nuestra dieta, estas sustancias tienen otras funciones. La grasa añade calor, comodidad y sabor a nuestra cocina. Nos mantiene cálidos al elevar la temperatura en clima frío; los contornos de nuestro cuerpo se forman con grasa; también actúa como reserva vital si falla nuestro suministro de alimentos. De los ocho elementos esenciales, las vitaminas A y E proceden de las grasas en nuestra dieta. Cuando ingerimos una dieta de alimentos enteros, abarcando una amplia gama de productos, están presentes estas vitaminas, las grasas comunes y las esenciales.

Cómo lograr el equilibrio

Reemplaza el azúcar refinada con frutas, como: frutas deshidratadas, miel, jarabe de maple, azúcar sin refinar para cocinar (en cantidades muy reducidas), puré de frutas, jugos y para hornear, jugo de zanahoria. Reemplaza los alimentos pesados y grasos con alimentos a la parrilla y bajos en grasa, y reemplaza las carnes rojas con salchichas y hamburguesas vegetarianas. Introduce a tu dieta arroz integral, mijo y comidas basadas en trigo en lugar de las hojuelas de papa.

Éstas se deben considerar como un placer ocasional. En vez de comprar sopas y salsas ya preparadas, haz las tuyas.

La dieta ideal contiene cerca de veinticinco por ciento de grasa, quince por ciento de proteína y sesenta por ciento de carbohidratos. Conforme ajustas tus hábitos de alimentación para lograr este equilibrio, los alimentos nuevos y el agua extra actuarán como limpiadores. Los productos de deshecho que han estado obstruyendo las células por años, empezarán a salir del cuerpo por los conductos normales de excreción, principalmente riñones e intestino. Puedes experimentar una sensación de inanición y no poder esperar la siguiente comida. Esto se debe a que el cuerpo simplemente no puede obtener suficiente de este alimento delicioso y nutritivo. Sin embargo, esta hambre no durará mucho conforme empieces a digerir, absorber y a proporcionar energía con eficiencia al cuerpo en unas cuantas semanas. Es el alimento que el cerebro y el cuerpo necesitan, ¡lo adoran!

Cerca de la cuarta parte de nuestra dieta debe contener grasa. Si consideramos los alimentos que contienen naturalmente grasas saludables, iremos por buen camino. Las semillas de girasol, ajonjolí y calabaza son fuentes excelentes; cuando compres aceite, escoge el de girasol, busca las variedades sin refinar y prensadas en frío, en envases oscuros. Compra sólo cantidades pequeñas y utiliza muy poco para cocinar. Usa principalmente como aderezo en las ensaladas.

Mientras tu cuerpo se adapta a menos grasas, también aprende a utilizar nuevas fuentes de proteínas, menos de alimentos procesados, más de pescado, verduras cocinadas en casa, sopas con carne y alimentos freídos con poca grasa y revolviendo constantemente. Se está adoptando a una mayor variedad de cereales, arroz sin pulir, mijo, maíz (que suministra algo de proteína, un poco de grasa y gran cantidad de carbohidratos). Las proteínas que ingerimos se convierten en los materiales de construcción del cerebro y el cuerpo.

Grasas que dan salud

El *aguacate* tiene mucha fibra y es una maravillosa fuente de vitaminas A, C, E y complejo B, además de minerales y potasio. Los aguacates ayudan, como parte de una dieta saludable, a proporcionar a la circulación y al corazón una excelente nutrición. Es muy apropiado para la piel, ayuda a formar colágena (que se encuentra bajo la piel), y ayuda a mantener la elasticidad, la tersura y la apariencia libre de arrugas del órgano más grande de nuestro cuerpo.

Los *pescados grasos*, como las sardinas, la macarela y el arenque, son renombrados como 'alimento del cerebro', y ayudan a las funciones cerebrales, la visión y la habilidad para aprender, reducen el colesterol, adelgazan la sangre y reducen el riesgo de formación de coágulos en la sangre. El pescado también ayuda al equilibrio de líquidos en el cuerpo.

Las *nueces*, como almendras, avellanas, castañas, nueces de nogal y de Brasil, contienen grasas con enzimas vitales, selenio, complejo B, potasio, zinc, calcio, ácido fólico y hierro. Sólo cómpralas de un lugar en que se vendan rápido, de otra manera, cómpralas con cáscara.

Las vitaminas que alimentan al cerebro

Nuestro cerebro es la mayor estación transmisora de que dependemos. Todas nuestras habilidades de aprendizaje, nuestra creatividad, nuestros cinco sentidos, son las transmisiones diarias de este gran órgano. ¿Cómo nos mantenemos orientados hacia un cerebro sano y positivo, con buena memoria, buena concentración y retención, comunicativo en lo social y sintiéndonos afables e interesados en nuestra familia y amigos? La respuesta es simple: alimenta el cerebro.

Se ha hablado mucho de las necesidades del cuerpo. Cuando alimentamos al cuerpo con una nutrición rica en minerales y vitaminas, ciertos órganos, como el hígado y los músculos, se convierten en depósitos para el almacenamiento de la energía, lo cual es un milagro de economía por parte del cuerpo. La energía almacenada (llamada glicógeno) se puede utilizar en una situación que el cuerpo considera como una emergencia: demasiado tiempo entre comidas, una lesión, un accidente o un trastorno emocional. Sin embargo, si nosotros, por falta de conocimiento y de pensar en las necesidades de nuestro cuerpo, causamos que ocurra esto con frecuencia, notaremos los efectos: músculos que se fatigan o lesionan con facilidad, calambres musculares e inquietud en las piernas son sólo algunos de los problemas de agotamiento de la nutrición en el cuerpo muscular.

El cerebro no tiene depósitos de almacenamiento... no tiene capacidad para almacenar energía. Necesita recibir un suministro constante de combustible de la sangre. El corazón bombea un litro de sangre directamente al cerebro. Si la comida se ha escogido mal (compuesta de azúcar refinada, alta en grasa y sal, baja en fibra, carbohidratos complejos y ácidos grasos esenciales) la sangre lleva este suministro deficiente al cerebro. Esto puede ser suficiente para agotar el suministro constante de minerales, vitaminas, enzimas, aminoácidos, glucosa y oxígenos necesarios para que realice su trabajo.

Comida que alimenta al cerebro

Los alimentos ricos en fósforo abarcan la fuente más conocida: pescado, también una fuente rica de hierro, yodo, azufre y zinc. Otras fuentes importantes de fósforo son las almendras, las bebidas proteínicas de harina de soya (que se pueden obtener en tiendas naturistas), frijoles, queso, germen de trigo, salvado de trigo (de fuentes de cultivo orgánico, de manera que el salvado no tenga que competir por los nutrientes con pesticidas), semillas de girasol, nuez anacardo, nuez de Brasil, frijoles de soya enteros (sólo de una fuente de cultivo orgánico, para evitar los alimentos de ingeniería genética).

Alimentos invernales ricos en vitaminas y minerales que protegen la inmunidad

Vitamina A (beta caroteno) Verduras y frutas de color amarillo, anaranjado intenso y verde oscuro.

Vitaminas del Complejo B Almendras, granos enteros, carne roja y de pollo, queso, pescado, semillas de girasol, huevos, aguacate, salvado de arroz.

Vitamina B12 Carne de res, hígado de res (de animales que anden libremente), huevos, lenguado, arenque, macarela, leche, productos lácteos, sardinas.

Vitamina B9 (ácido fólico) Cebada, hígado de ternera (de animales que anden libremente), frijoles, garbanzos, verduras de hoja verde, lentejas, arroz integral, chícharos, arvejas secas, semillas germinadas, trigo, germen de trigo.

Vitamina C Cerezas, casis, frutas, escaramujos de rosa, brócoli, col, perejil, papas, tomate, pimentón, germinados, limones, berros.

Vitamina D Aceite de hígado de bacalao, salmón, sardinas, atún, mantequilla, leche, huevos, queso.

Vitamina E Todas las semillas y nueces sin procesar, cereales enteros sin procesar, vegetales verdes, aceite de hierba de asno, aceite de borraja, aceites prensados en frío como aderezos de ensaladas: frijol de soya, cártamo, germen de trigo.

Bioflavonoides Cáscara y pulpa de frutas como naranjas, limones, chabacanos y cerezas, trigo sarraceno, pimiento verde.

Calcio Semillas de ajonjolí, tahini, humus, pescado, yogur, queso, leche, algas marinas (musgo de Irlanda, dulse, kombu, wakame), melaza, kelp, tofu, verduras de hojas verdes, almendras, semillas de girasol.

Hierro Carne, yema de huevo, algas marinas, melaza, garbanzo, lentejas, almejas, pistaches, semillas de calabaza, nueces, germen de trigo.

Magnesio Almendras, pescado, verduras de hojas verdes, melaza, nueces y semillas, frijoles de soya, germen de trigo (muchos alimentos ricos en calcio también contienen magnesio).

Fósforo Leche descremada, germen de trigo, harina de soya, arroz integral, pan integral, almendras, frijoles secos, hígado de ternera de animales que anden libres, queso, huevos, pescado, chícharos, pollos, semillas, sardinas, atún, granos enteros.

Silicio Avena, frijoles de soya, ajonjolí, girasol y semillas de calabaza, melaza.

Zinc Todos los granos enteros sin procesar, carne de res y de pollo, pescado, yema de huevo, pavo, ostras, germen de trigo, salvado de avena.

Capítulo cinco

Consulta a un terapeuta de la nutrición

¿Necesito terapia nutricional?

¿Cómo sabes si te beneficiarías de la terapia nutricional? La respuesta corta es que todos, sin importar su estado de salud, se pueden beneficiar en cierta medida de examinar con cuidado sus hábitos alimenticios y mejorarlos según sea necesario. Si de repente empeora tu salud, como la aparición de asma, migrañas o insomnio, son mensajes claros de tu cuerpo que indican que necesitas reconsiderar tus costumbres alimenticias y tu estilo de vida. Por otro lado, muchas enfermedades no se presentan de repente.

Existen algunos indicadores de que se está arruinando tu salud:

1. *Fatiga* Esta forma de cansancio no se alivia con el descanso. Incluso si te acuestas temprano y pareces dormir bien, te levantas sintiéndote cansado.

2. *Irritabilidad* Todos nos irritamos en ocasiones, pero esto es diferente. Si tienes irritación crónica, significa que si te sientes irritado con poca o ninguna razón, es probable que se deba a un desequilibrio hormonal.

3. *Cambio en el apetito* Comer muy poco o demasiado puede causar una enorme pérdida o aumento de peso.

4. *Pérdida de energía* Si tu energía es baja, el sistema inmune será vulnerable, reduciendo tu resistencia a las infecciones. Serás susceptible a resfriados comunes y gripe, en especial, durante el invierno.
5. *Colapso* Después de un ataque cardiaco o de síndrome de intestino irritable, artritis, diabetes, asma u otras enfermedades que precisan visitar un hospital.

Si cualquiera de estos estados te describe, es aconsejable que busques la ayuda de un nutriólogo profesional.

Cómo encontrar un terapeuta de la nutrición

Una vez que hayas decidido consultar a un terapeuta de la nutrición, ¿cómo encuentras uno? La mejor forma quizá sea mediante recomendaciones; busca consejo en una tienda naturista o biblioteca si no tienes amigos que te puedan poner en contacto con alguien que recomienden. Si esto falla, busca en el directorio telefónico.

¿Visitar a un nutriólogo afectará a algún medicamento que esté tomando?

No, pero si estás tomando algún medicamento, es importante que des esta información al nutriólogo. También le será de ayuda si te has hecho recientemente algún examen médico completo, ya que puede reducir el tiempo necesario para identificar la causa de tu problema. La terapia nutricional puede funcionar con enorme efectividad junto a la medicina ortodoxa. Si te haces un examen médico antes de visitar al nutriólogo, es probable que te parezca interesante hacerte otro unos cuantos meses después, de manera que el médico y tú puedan establecer los efectos del tratamiento del nutriólogo.

¿Qué sucede en la sesión inicial?

Cuando te encuentras con el terapeuta de la nutrición por primera vez, la consulta puede durar por una hora u hora y media. Para tener una mejor comprensión de tus necesidades actuales, es probable que el terapeuta te haga preguntas detalladas sobre la historia de tu vida. Es posible que te pida describir tu estilo de vida del pasado así como el actual, incluyendo tu forma de comer y tu actitud hacia ti mismo.

Quizá te pregunte sobre los antecedentes de salud de tu familia; esto se debe a que todos portamos debilidades y vigores genéticos. Es verdad que dentro de la misma familia cada persona es totalmente única, con necesidades específicas. Sin embargo, al mismo tiempo, todos heredamos tendencias que pueden invertirse una vez que nos damos cabal cuenta de ellas. Examinar la historia de tu familia puede mostrar que tienes problemas hereditarios, como sobrepeso, problemas de la piel, estreñimiento, mala circulación, sabañones o sensación de frío, incluso en clima cálido. Sólo porque tus ancestros sufrieron esas molestias no significa que tengas que tenerlas contigo durante tu vida.

Las tres categorías de la evaluación

Las tres categorías de la evaluación que sigo como terapeuta de la nutrición son las siguientes:

1. *Una valoración física completa.* Incluye: una valoración física, notando cualquier debilidad o síntoma

actual, como dolor de espalda o de cabeza, indigestión, dificultades para respirar, etc., además, notar qué forma de ejercicio realizas de manera regular.

2. *Una evaluación de los antecedentes de salud de tu familia.* Incluye hermanos, padres y abuelos; tus antecedentes de salud desde el nacimiento hasta la actualidad, que comprenda patrones recurrentes de enfermedad o síntomas que se repiten, registro de medicamentos, drogas o vitaminas utilizadas, y los periodos en que se han empleado.

3. *Información de la dieta.* Anoto lo que comías como joven en crecimiento, lo que proporcionará una indicación de la forma de comer de tus ancestros, además de lo que comes típicamente en la actualidad.

4. *Análisis de sangre, orina o cabello.* Tu terapeuta puede tomar muestras y explicar los resultados del análisis de laboratorio en la siguiente cita.

Cómo creas un régimen de alimentación

Juntos, tú y tu nutriólogo, elaborarán un régimen de alimentación revisado, que puede incluir complementos minerales o vitamínicos, dependiendo de tu estado de salud y estilo de vida, y también de la naturaleza de tu problema específico. Para elaborarlo, se te pedirá que consideres a los alimentos en el sentido más amplio, y que escribas un informe breve de lo que es probable que comas en el periodo de una semana. Es importante que lo hagas en la forma más exacta posible, ya que tu informe revelará cualquier vigor y debilidad que puedas tener en las elecciones que hagas, en la forma en que comes y en el periodo en que normalmente comes.

Si el nutriólogo sospecha de una alergia, puedes tener que esperar hasta la segunda cita para determinar los resultados de un análisis de sangre, orina o cabello, en el que se identificará la alergia particular. Dependiendo del grado en que tus hábitos alimenticios favorecen la salud, y de tu enfermedad, los cambios en la dieta pueden ser significativos e inmediatos o graduales. Es algo en lo que es posible que tú y el nutriólogo trabajen juntos; un cambio típico de la lista de compras será algo así:

Lista de compras vieja	**Lista de compras nueva**
Pan blanco	Pan de harina integral o de granero
Cereal	Muesli sin azúcar
Pan francés	Pan de semillas mixtas
Pan moreno	pan de centeno con semillas de alcaravea
Té negro	Té bajo en cafeína o herbal
Café instantáneo	Café fresco
Azúcar blanca	Azúcar de Barbados
Bollos y pasteles	Bizcochos de cereal integral
Bizcochos	Nueces y fruta deshidratada
Chocolate	Algarrobo
Carne	Pescado blanco
Pescado rebozado	Pescado rico en aceite (salmón, macarela)
Pollo	Pollo que ande libre
Mantequilla	Aceites vírgenes prensados en frío
Leche de grasa entera	Leche descremada

Verduras enlatadas	Verduras, frescas, orgánicas
Fruta	Fruta sólo de la temporada
Mermelada	Mermelada de frutas sin azúcar
Postres ya preparados	Yogur vivo

La importancia de comer con regularidad

Una de las claves para una buena nutrición es comer con regularidad y que los alimentos estén balanceados. Es probable que el nutriólogo te aliente a ingerir un desayuno apropiado, una comida que contenga gran cantidad de verduras frescas y una cena ligera. Si es alta la ingestión de cafeína, se te aconsejará que reduzcas la cantidad o, en algunos casos, que la elimines. Si bebes mucho alcohol, se te pedirá que reduzcas la cantidad.

Muchos problemas simples, como los cambios de estado de ánimo y niveles bajos de energía, son causados por una dieta que es rica en azúcares refinados y no contiene una gama apropiada de alimentos ricos en proteína. Si es tu caso, es probable que se aconseje incluir bebidas o bocadillos ricos en proteínas a tu programa diario de comidas, además de un buen desayuno, comida y cena. Son únicos los requisitos de alimentación de cada persona, pero puedes encontrar un típico menú nutritivo en la pág. 129.

Ejercicio

Si el ejercicio no es parte de tu estilo de vida actual, es seguro que el nutriólogo te recomiende al menos una caminata de veinte minutos todos los días. El ejercicio regular mejora el metabolismo y aumenta la viveza mental. Si haces el ejercicio adecuado, comenzarás a digerir el alimento con más eficiencia y a dormir más profundamente. La salud, como la enfermedad, no afecta órganos particulares aislados, afecta a la persona completa. El ejercicio regular tiene un papel importante en el mantenimiento de un estilo de vida saludable.

Afirmaciones

Mientras revisas tus hábitos alimenticios y tu actitud ante la vida, puedes encontrar útil usar afirmaciones para fortalecerte en tu trabajo. Las afirmaciones son una forma simple y sin embargo, efectiva de producir un cambio a largo plazo de la actitud y de ayudar a terminar con hábitos antiguos. Se deben enfocar en tu estado actual, ¡las afirmaciones no son deseos! He encontrado que son más efectivas si se repiten todos los días, al despertar cada mañana y un poco antes de dormir en la noche. Las afirmaciones típicas para la salud son:

'Me estoy expresando en formas positivas.'

'Me siento ligero, optimista y lleno de esperanza.'

'Me estoy volviendo más fuerte y sano todos los días.'

¿Cuántas sesiones voy a necesitar?

La cantidad de sesiones dependerá de la naturaleza de tu problema y de tu habilidad para cambiar tu estilo de vida con el fin de aliviar el problema. Es imposible decir por adelantado cuántas sesiones necesitará una persona, ya que todas son únicas. Incluso si dos personas con un estilo de vida y antecedentes familiares similares vienen conmigo con el mismo problema, no asumiría que ambas necesitarán el mismo tratamiento durante el mismo tiempo.

Conforme avanzan las semanas, encontrarás que gran cantidad de terapia nutricional aumentará tu habilidad para ayudarte. El nutriólogo está ahí para aconsejarte y guiarte, pero al final serás tú quien hará los cambios.

Capítulo seis
Supervisión del avance

Cambiar los hábitos de alimentación antiguos y arraigados puede ser una experiencia desafiante. Para ayudarte a mantener la moral y a vigilar tu avance con la máxima precisión posible, se recomienda que lleves un diario de las comidas durante un periodo de al menos tres meses. Algunos cambios en la dieta tendrán un efecto inmediato, y sin embargo, como los efectos de ciertos alimentos son acumulativos, los beneficios ocurrirán a un nivel más profundo sólo con el tiempo. Los cambios que el nutriólogo recomienda no se deben considerar como un arreglo a corto plazo, sino como el inicio de un cambio en tu relación con el alimento que debe durar toda la vida. Así que ten en cuenta el valor a largo y corto plazo de la comida que estás ingiriendo cuando comiences tu diario.

Cómo llevar un diario de los alimentos

Utiliza el diario de los alimentos para registrar:

- lo que comes y bebes, incluyendo la cantidad
- cómo te alimentas (con entusiasmo, resistencia, alegría, rápido o lento)
- los efectos de lo que comes, inmediatamente después de la comida y unas cuantas horas después.

Además de llevar este registro, puede ayudarte a valorar tu actitud general hacia el alimento después del primer par de semanas. La autovaloración puede parecerse a esta:

Estilo de vida y alimento

Antiguos Pensamientos	Nuevos Pensamientos
El alimento era un medio para un fin, dedicándole poca o ninguna atención en tanto tuviera suficiente energía para pasar todo el día	Una nueva conciencia de la importancia del alimento en mi lema: 'Necesito calidad, no cantidad'; quiero alimento fresco, el cual tiene mayores cantidades de las vitaminas, los minerales y las enzimas necesarios para mantenerme sano
El alimento se escogía por comodidad, velocidad de preparación y dedicar el menor tiempo en la cocina	Disfruto cocinar con cuidado y añadir hierbas a mis comidas
No asociaba los ataques de gripe, resfriados e infecciones con el alimento que consumía	Cuando siento que me va a dar gripe, ingiero grandes cantidades de frutas frescas y desaparece
La ingestión de líquidos significaba enormes cantidades de tazas de té, un café ocasional o alcohol, jugos de frutas, bebidas con gran cantidad de cafeína	La ingestión de líquidos significa un vaso de agua al menos tres veces al día; mis nuevos alimentos también me proporcionan líquidos

Los alimentos favoritos se encontraban en mi lista de compras todos los días, incluyendo los ricos en grasas, azúcar, sal, condimentos, aditivos, colorantes, conservadores y, sin que lo supiera, herbicidas, pesticidas, antibióticos, hormonas e irradiación

Ahora busco 'sin nada artificial' en las etiquetas de los alimentos... incluyendo edulcorantes, azúcar, sal, sabores, colores y conservadores

Practica la autovigilancia

Busca señales de deficiencias en tu dieta. ¿Te ves pálido?, ¿te sientes cansado?, ¿pierdes el aliento después de subir las escaleras? De ser así, necesitas más ácido fólico, hierro y alimentos ricos en B12. Se encuentran en todo tipo de alimentos verdes y un poco de carne.

Como te encuentras en una fase de transición en los primeros meses, tu cuerpo está sintiendo los cambios. En forma gradual, acumularás suficientes minerales, vitaminas y ácidos grasos esenciales. Estas sustancias fortalecerán no sólo el sistema inmune sino los trillones de células que hacen que seas lo que eres... tendrás una resistencia mucho mayor a resfriados y gripes.

Respeta el proceso digestivo

Incluso una comida nutritiva se puede arruinar si no se ingiere con el estado de ánimo apropiado. Las siguientes pautas son básicas para una buena digestión y en un tiempo se practicaron ampliamente:

1. *Tranquilidad antes de comenzar a comer.* En el pasado se lograba al tomar un trago con tranquilidad y rezar antes de las comidas.
2. *Comer con placer, atención y gratitud.* En los hogares en que a las personas les gusta el alimento, tienen grandes conversaciones sobre el tema.
3. *Un periodo de media hora de descanso y tranquilidad después de las comidas.* Volver a la carrera al trabajo, caminar rápidamente, trabajo pesado y laborioso, jugar en cualquier deporte en que se realice actividad física vigorosa y que implique concentración intensa, interfieren con la digestión y asimilación adecuadas del alimento.

Cómo informar de los avances al nutriólogo

Lleva tu diario de alimentos y cualquier nota relacionada a tus citas. El nutriólogo podría realizar conexiones que no sean evidentes para ti. También examinará el cuadro general de salud. ¿Te sientes menos cansado?, ¿tienes más energía y es más constante durante el día?, ¿es mejor tu estado de ánimo? Todas estas preguntas son importantes, seas hombre, mujer o niño.

El diario será de enorme ayuda para recordarte cómo te sentías hace seis semanas en comparación con cómo estás en la actualidad. ¿Estás durmiendo mejor, despertándote reanimado? Aunque pueden necesitarse tres meses para lograr el equilibrio correcto en todo el sistema hormonal, las buenas señales (como un menor deseo de azúcar, cafeína o nicotina, menos hinchazón, menos retención de líquidos) deben ser visibles después de las primeras cuatro a seis semanas. Debe ser estable la temperatura del cuerpo y buena la circulación; el cabello, las uñas y los dientes deben ser más fuertes.

Cómo ajustarte a tu nuevo programa de alimentación

La mayoría de las personas requiere de mucho tiempo para sentirse cómoda con una nueva forma de comer. Sin embargo, después de seis semanas debes empezar a sentirte muy relajado con el programa. Para este momento te has vuelto experto en leer las etiquetas, comprar tiene una nueva función: protegerte de escoger incorrecta o imprudentemente. Las recetas se deben preparar con simplicidad, cocinadas de acuerdo al tiempo que tienes disponible y servidas de inmediato para gozar de todos sus beneficios. Puedes extrañar los bocadillos dulces. Puedes necesitar hacer los tuyos o probar los panecillos, pasteles de zanahoria, etc., de las tiendas naturistas o de comestibles preparados, hechos en casa, ricos en fibra y bajos en azúcares. Busca los yogures que contienen *Lactobacillus bulgarius*.

El médico natural suizo

El doctor Vogel, el famoso médico natural suizo, nació en 1902 y ha sido un profesional desde la década de 1930. Ha sido responsable de gran parte del conocimiento que se ha diseminado en el campo de comer a la 'manera del alimento entero'. Su libro, *El Médico Natural* ha vendido 2,000,000 de ejemplares y se ha publicado en muchos idiomas; es la historia de la vida de Vogel, detallando cómo descubrió el poder medicinal de las hierbas, descripciones de cómo funcionan en el cuerpo y sus formulaciones de tinturas herbales.

Uno de los muchos descubrimientos del doctor Vogel se llevó a cabo mientras trabajaba con clientes en su clínica de Teufen, en Appenzellerland. Allí preparaba extractos de plantas frescas y los usaba como medicinas. Encontró que las tinturas del jugo, en lugar de la planta seca, eran más efectivas. El nutriólogo escogerá de una amplia variedad de plantas herbales para ayudarte. En las primeras etapas de tu programa de comer para lograr la salud, será necesario usar estas hierbas, y, quizá, complementos de minerales y vitaminas, para fomentar que el sistema inmune se vuelva fuerte.

Diario de comida de prueba

Día Uno, Semana Uno

Antiguo Desayuno	Nuevo Desayuno
Cereal refinado (bajo en fibra), pan blanco, mermelada, té o café.	Cereal (alto en fibra, bajo en azúcar), pastel de arroz con pasta para untar de girasol, mermelada de chabacano sin azúcar, té o café bajo en taninos y en cafeína.
11:00 am	**11:00 am**
Desear algo dulce o salado, también anhelo de té o café.	Tomar una bebida de proteínas, sentirse bien nutrido, tener más energía, mejor concentración, mejor estado de ánimo.

2:30 pm Comida

Sándwich comprado en tienda: queso, mayonesa de huevo (alta en grasa) y una bebida gaseosa de lata (alta en azúcar).

2:30 pm Comida

El efecto de la bebida de proteínas ha durado hasta ahora. Esto significa que he pasado la mañana con un mínimo de incomodidad y el mínimo de bocadillos y bebidas con alto contenido de cafeína. Esta mañana más saludable me ha permitido escoger una comida más saludable, comer con lentitud, disfrutar y apreciar mi comida. Fue más fácil escoger yogur en lugar de un postre rico en crema. Disfruto la carne, las verduras y la salsa de la comida y escojo yogur como postre.

5:00 pm

Me siento hambriento. Me gustaría una barra de chocolate.

5:00 pm

Tomo una bebida de proteínas y una barra de proteínas alta en fibra y proteínas para ayudarme a evitar el chocolate.

6:00 pm

En camino a casa del trabajo, cansado y con hambre.

6:00 pm

Tengo agua embotellada en el auto. Me como una barra de proteínas, me siento mejor.

8:30 pm Cena
Por lo general, algo rápido, como pizza, comida china para llevar o pescado y papas fritas. Las verduras frescas se reservan para los fines de semana, cuando hay tiempo para cocinar. Haré un pequeño esfuerzo para comer ensalada.

8:30 pm Cena
Traje a la casa un pastelillo de la tienda de comestibles preparados, con dos ensaladas: brócoli con nueces anacardo y pasta con apio, pepino, chícharos y maíz. Después de la cena me permito un paquete de hojuelas de papa como bocadillo. Me siento bien.

Fin de la primera semana

He tenido una semana razonablemente buena. Hice un gran esfuerzo por seguir el programa. ¡Descubrí que la bebida de proteínas es mi salvadora! No hubiera podido manejar la disciplina de mantenerme alejado del azúcar refinada sin ella. La bebida de proteínas no sólo me proporcionó una sensación agradable de estar nutrido, sino que parece haber reducido la gravedad de los síntomas de abstinencia del azúcar en general. Tenía que comer una barra de chocolate tres veces durante la semana, pero fui a la tienda naturista cercana y compré una alternativa más saludable. Necesitaba el chocolate cuando se acabó el que tenía. Comprar no es fácil cuando estás aprendiendo a leer las etiquetas. Una sugerencia útil: ¡*nunca* vayas de compras cuando estás hambriento! Nunca vayas de compras hasta que tú y tus hijos estén satisfechos.

Día Uno, Semana Dos

Desayuno

Me encanta el desayuno. Esta semana estoy comiendo fruta fresca de la estación, con yogur natural y un poco de yogur de frutas. Añado semillas de girasol y avellanas para tener nutrientes extras.

11:00 am

Hago mi bebida de proteínas con agua y jugo. Tomo mi desayuno normal porque es familiar y confortador.

5:00 pm

Éste es definitivamente mi momento de poca energía. La bebida y la barra de proteínas son muy útiles.

8:30 pm Cena

Un plato de verduras con pechuga de pollo es rápido y sabroso.

Fin de la quinta semana

Me he vuelto un verdadero experto para leer las etiquetas, de manera que mis 'nuevas' compras son mucho más fáciles. He descubierto algunos nuevos alimentos para sustituir los antiguos. Por ejemplo, hay una buena selección de cereales para desayunar del tipo muesli. He escogido uno muy básico, al que añado mis propias frutas frescas y semillas de calabaza. Existen muchos tipos de pan, como el pan de cereal de granero, de avena, de centeno y galletas de centeno integral con semillas de ajonjolí. A veces, como un poco de queso feta, cottage o vegetariano en lugar de mantequilla. Todo mi interés en el alimento está cambiando: estoy buscando una gama más amplia de alimentos que nunca antes. En consecuencia, ha cambiado mi enfoque al programa. Es una educación sobre comer, de ninguna manera la dieta estricta que creí que me recetarían.

Día Uno, Semana Seis

Desayuno

Un vaso de agua tibia. Mi consejero nutricional me la recomendó como una forma maravillosa de comenzar el día. Muesli, frutas, semillas de calabaza, pan de granero, queso vegetariano.

11:00 am

Bebida de proteínas, galletas con semillas de ajonjolí (¡por si las dudas!).

2:30 pm Comida

Ahora escojo verduras extras con el pescado, la carne de pollo o de res. La mayoría de los días un yogur, en ocasiones ensalada de frutas con crema.

5:00 pm

Bebida de proteínas. Tengo mi barra rica en proteínas para el viaje a casa, ya que me detiene de ir a la tienda por una barra de chocolate. También como un puñado de semillas de girasol.

8:30 pm Cena

Lasaña con ensalada y pasta integral.

La importancia de llevar un diario de los alimentos

Llevar un diario mejorará tu sentido de responsabilidad hacia ti mismo; el conocimiento combinado de escoger alimentos más saludables y cambiar tus hábitos de alimentación te proporcionará una sensación de tener el control de tu vida. En forma gradual, los deseos vehementes de ciertas comidas desaparecerán. Comenzarás a apreciar la comida y la cena más si se preparan platillos bien balanceados y hechos con cuidado, en lugar de comidas rápidas.

Alimentos recomendados

Garbanzos, pan hecho en casa, con salvado de arroz o de avena, o con germen de trigo, tortas de masa con melaza (de hojuelas de avena, miel, aceite de girasol, melaza y semillas de girasol y ajonjolí), semillas de calabaza, almendras, perejil, berros, germinado de alfalfa, germinado de frijol mung... pequeñas pero valiosas fuentes de una amplia gama de vitaminas, minerales y hierro.

Capítulo siete

La nutrición y el medio ambiente

Cuando te sientes muy bien, después de alcanzar la etapa en que de verdad disfrutas del alimento, tiene lugar un nuevo avance. Surgen preguntas: ¿Qué hay en mi comida?, ¿cómo puedo asegurarme de la calidad del alimento?, ¿dónde y cómo se cultiva? Vas a querer menos colorantes y conservadores. Es seguro que no querrás alimentos tratados químicamente, de ingeniería genética, tratados con hormonas o irradiados.

Transportar y almacenar el alimento han sido una preocupación para todas las sociedades desde que el hombre dejó de cazar y recolectar. Los alimentos comunes y de lujo siempre se han procesado para viajes más allá de la empalizada... o del sepulcro. Todo ejército ha diseñado formas para transportar sus raciones y muchas de las técnicas aún se emplean en la actualidad.

Los mongoles recorrieron Asia con costillares de carne salada sujetos a sus animales de carga y la leche de yak en recipientes de cuero se convertía en queso mientras los animales avanzaban. Los indios de las praderas norteamericanas secaban carne de búfalo, que se guardaba en tiras para cuando se necesitara; aún se puede conseguir como 'cecina de res', desde que esta técnica se comercializó. El pescado salado se llevaba a los barcos en los días en que aún no existía la refrigeración, pero aún continúa en la dieta de los marineros, incluso cuando izan el ancla y se convierten en personas de tierra.

En forma más espectacular, Napoleón Bonaparte llevó consigo a sus cocineros. De esta forma, estaban a la mano para honrar sus victorias con platillos nuevos, como 'pollo Marengo' o 'pollo Kiev'. Sabía que sus soldados marchaban según estuviera su estómago y empleó buena psicología.

Cultivo químico

El cultivo químico apareció con grandes ceremonias alrededor de 1945, pero en realidad se estuvo desarrollando desde 1918. Con el uso de fertilizantes minerales ricos en nitrógeno, fósforo y potasio, la labranza se volvió un negocio redituable, los agronegocios. Hasta entonces, la agricultura se había realizado en su mayor parte según los términos de la naturaleza; el hombre había cooperado con la tierra. La labranza se basaba en las necesidades del suelo: la variedad y rotación de los cultivos, periodos de descanso y alimentar al suelo con abono vegetal o estiércol. Sólo un pequeño número de labradores tradicionales continúa a principios del siglo XXI. Su enfoque ha cambiado de alimentar a la gente de la localidad a satisfacer las necesidades de los conglomerados del alimento.

El labrador de hace cien años sabía, al seguir la tradición de sus ancestros, que sus métodos enriquecían, eran sustentables y protegían el futuro del suelo. En la actualidad, tenemos labradores que producen alimento tecnológico... y consumidores confusos. Es el momento para que los consumidores se hagan la pregunta: ¿dónde empieza la responsabilidad por la seguridad de nuestro alimento?

Márgenes de ganancia

En la búsqueda de márgenes de ganancia aún mayores, los científicos están listos para liberar sus últimos descubrimientos al mundo: plantas y verduras modificados genéticamente, programados para crecer y actuar de la manera exacta que desean los científicos.

La historia del alimento para desayunar de los Estados Unidos es la historia de la promulgación de la dieta occidental. A mediados del siglo XIX, se vendía un popular alimento rápido para desayunar en un pequeño bote azul marino, con la imagen de un cuáquero sonriente; las connotaciones eran de ahorro, piedad e higiene colónica; simple y habitual. Sin embargo, después los hermanos Kellogg 'inventaron' las hojuelas de maíz; como pronto se encontraron en competencia directa, tuvieron que inventar empaques aún más atractivos.

Aparece la atracción psicológica desde ese momento en el empaque y la mercadotecnia. Al final, las cajas se hicieron enormes y de brillante colorido, con 'extras' de plástico en el interior y los sonrientes cuáqueros reemplazados por *alegría*. Así que nuestro alimento ahora procede del silo, envuelto en plástico y lo ingerimos a la carrera o siempre que deseemos darnos el gusto. Los primeros pioneros de esos alimentos se han convertido en las corporaciones norteamericanas, que a su vez son parte de los conglomerados del mundo. En la actualidad están más interesados en la mercadotecnia y los cabildeos políticos que en nutrir a la nación.

En este momento, cuatro compañías multinacionales controlan el ochenta y siete por ciento del comercio mundial del tabaco; tres controlan el ochenta y cinco por ciento del comercio del té; tres controlan el ochenta y tres por ciento del comercio del cacao; tres controlan el ochenta por ciento del comercio del plátano y cinco controlan el setenta y siete por ciento del comercio de los cereales. A diferencia de los gobiernos, no tienen que responder ante nadie.

Según Paul Ross, en la revista *Mundo* de noviembre de 1996:

> El injusto sistema comercial de los alimentos de la actualidad empezó en tiempos coloniales, cuando se daba prioridad a los cultivos para exportación o venta en efectivo que a los de subsistencia que alimentaban a la población local. Los márgenes de beneficio se han vuelto el punto central y así continuará, incluso si la producción está mal. Tenemos montañas de alimentos desperdiciándose o que se usan como comida para animales, mientras la gente pasa hambre en todas partes. La antigua práctica de subsidiar a los labradores para evitar que produzcan demasiado es probable que se abandone en cuanto los labradores abandonen su forma de vida.

Se han introducido dos prácticas para los productores en masa de los alimentos, con interés cínico en los márgenes de beneficio y sin pensar en la salud del público o del medio ambiente. Por las protestas sobre los conservadores en los alimentos, algunos productores ahora protegen sus cosechas irradiándolas. Esta práctica es cuestionada por el doctor Mindell:

> El propósito es matar bacterias, hongos, insectos y muchas criaturas indeseables que pueden esparcir enfermedades. El alimento no se vuelve radiactivo; sin embargo, la irradiación causa otros cambios en la estructura molecular del alimento, en especial, un aumento de radicales li-

bres (las moléculas inestables que pueden causar que las células tengan mutaciones) y la formación de otras sustancias químicas que pueden ser carcinógenas.

La otra amenaza nueva que aparece en el horizonte es el alimento de cosechas de ingeniería genética.

La llegada de la cosecha

Los Estados Unidos satisfacían en un tiempo la demanda mundial de maíz, pero en la actualidad China exporta maíz en detrimento de su cosecha de frijol de soya. Mientras tanto, en los Estados Unidos, el suelo pobre para el maíz se ha cultivado con frijoles de soya, ya que esta planta leguminosa restaura el nitrógeno del suelo.

Los frijoles de soya, venerados en Oriente por siglos como 'la carne sin huesos', fue el primer alimento en someterse a la ingeniería genética. En otoño de 1996, llegó la cosecha a Missouri. Las primeras cosechas de ingeniería genética no se identificaron abiertamente como tales (aunque se puedo hacer en el punto de origen) y una vez que entraron al mercado, no se podían distinguir de las cosechas normales.

Una emisora de radio, en diciembre de 1996, planteó la pregunta: ¿queremos esta cosecha en nuestra mesa? El invitado que protestó contra 'chapucear con los genes' fue el doctor Richard Lacey de la Universidad de Leeds, y lo apoyaron muchas de las personas que llamaron al programa. El argumento del doctor Lacey fue que no se habían hecho pruebas a esta cosecha. Sin duda, argumentaba, era posible dañar a organismos en crecimiento al alimentarlos con comida cuyo ADN se había manipulado para reaccionar a su entorno natural en formas impredecibles. Ir contra las leyes de la naturaleza significa que la naturaleza podría ya *no* curar a nadie. Por ejemplo, en un tiempo la carne era buena, ahora significa personas muertas por enfermedades de animales. ¿Qué nos hará el alimento alterado genéticamente? No lo sabemos. Así que averigüémoslo *antes* de que lo comamos sin saberlo.

Greenpeace trató de detener los barcos de carga y la cumbre mundial de los alimentos, en la India, fue interrumpida por protestantes que afirmaban que sería un error catastrófico permitir que los alimentos de ingeniería genética entren en nuestra cadena alimenticia.

Elección del consumidor

En Europa, a más de 3,000 kilómetros, parece que los consumidores no tendrán la posibilidad de elegir. No se etiquetará para indicar el hecho de que el frijol de soya es diferente. Sólo será un pequeño porcentaje de la cosecha principal, que es la forma en que se incorporarán a la cadena alimenticia. Los alimentos que se espera entren al mercado pronto son: maíz (maíz protegido contra los insectos), semillas oleaginosas de colza (tolerantes a los herbicidas), jitomates y pasta de jitomate (de maduración lenta y difícil de aplastar), betabel de azúcar (resistente a los herbicidas) y algodón (resistente al gusano del maíz y el algodón). Otros que se encuentran en las mesas de diseño son achicoria, tabaco, calabaza, canola, papaya, lino y levadura de cerveza.

La investigación en Dinamarca ha mostrado que la resistencia producida por la ingeniería genética a un herbicida en semillas oleaginosas de colza se transfería a las hierbas, y que después la pasaban a la siguiente generación. Las semillas oleaginosas de colza de ingeniería genética son uno de los tres cultivos aprobados por Inglaterra, los otros dos son el frijol de soya y el maíz. Ya ha salido a la luz que la ingeniería genética puede producir cultivos que sean dañinos para la salud. Cuando la nuez de Brasil se transfirió genéticamente (es decir, mediante ingeniería genética) al frijol de soya, de inmediato se descubrió que era alergénico, lo que significa que cualquier persona alérgica a las nueces también era alérgica a los frijoles de soya. Este proyecto ya se ha abandonado.

Primavera silenciosa

Primavera Silenciosa, un estudio clásico de los efectos de los pesticidas, se publicó en Estados Unidos e Inglaterra en la década de 1960. Rachel Carson fue la primera mujer en atraer la atención del público poco suspicaz a los peligros del DDT. Nombró otros veintitrés herbicidas y pesticidas como igual de destructivos para el ciclo de vida del suelo, las criaturas del suelo que vivían en las plantas, su ciclo reproductivo y las consecuencias para la nueva generación. Desde entonces, se han introducido cientos de sustancias químicas más y ahora existe entre el público una gran preocupación por el daño que causan.

¿Qué hay en mi alimento?

Para responder esta pregunta, necesitas saber que *debe* haber en el suelo. El suelo bueno tiene una textura desmenuzable. En cada centímetro del suelo existe un microcosmos vivo gracias al cual el suelo se airea y mantiene la capacidad para retener la humedad. Los insectos y lombrices que habitan la tierra rica crean pequeños pasajes.

El tejido del suelo

Los hongos forman una red que rodea y penetra a la estructura de las raíces de las plantas, y facilitan la absorción de los nutrientes del suelo en las plantas. Organismos especiales del suelo sobreviven a las diversas temperaturas, lluvias, heladas o calor de cada estación. El suelo proporciona nutrientes a las plantas, las cuales tienen agua, carbono y nitrógeno como sus principales componentes. El material con carbono es la parte leñosa o fibrosa que si no ingerimos nosotros o lo que comemos, volverá al suelo y en algunas circunstancias formará turba o el carbón que quemamos. Por lo tanto, lo convertimos en la energía que llamamos calor. Si comemos este material vegetal, lo convertimos en la energía que es 'estar vivo'.

El nitrógeno se conserva en la sección fibrosa y reacciona con el hidrógeno y el oxígeno del agua y el aire, y con la luz solar; forma la parte verde y las hojas de las plantas. Éstas, con los tallos y las raíces, contienen las vitaminas, minerales y microelementos que necesitamos para que nuestros cuerpos crezcan en forma apropiada.

Cuando extraemos la planta del suelo, estamos removiendo material que debemos reemplazar si queremos que ese suelo siga produciendo para nosotros. El solo llenarlo de fertilizantes con nitrato no es reabastecerlo en forma apropiada; esto hace que sea un suelo desequilibrado. Debemos poner abono vegetal y estiércol, y dejar que los microorganismos del suelo y el clima lleven a cabo la compleja tarea de descomponer el nitrógeno y el carbono que se necesiten. Después debemos planear la siembra y la cosecha en una rotación de cultivos.

Rotación de cultivos

La rotación de cultivos es la planeación de la siembra a tres años (o aún mejor, cinco) que un buen labrador realiza en sus campos. La misma siembra no se realiza en años sucesivos, en la misma parcela; un periodo de espera de tres a cinco años asegura que el suelo se ha 'alimentado' y ha absorbido los nutrientes que primero se retiraron con la cosecha. En los años intermedios, el labrador cultiva otras cosechas que toman un equilibrio de nutrientes ligeramente distinto del suelo.

Por ejemplo, una planta que requiere mucho nitrógeno, como el maíz, se cultiva un año, y el siguiente, se cultiva frijol de soya. Los frijoles, como todas las legumbres, tienen nódulos en las raíces que almacenan el nitrógeno que el resto de la planta ha producido. Por lo tanto, cuando se cosechan los frijoles de soya, la raíz queda en el suelo; conforme se descompone y pudre, deja un poco más de nitrógeno que otras plantas, en especial que las plantas de maíz.

Si el labrador plantaba calabaza o plantas de ese tipo después de los frijoles de soya, estaría tomando muy poco nitrógeno del suelo ya que las calabazas son principalmente agua. Es un modelo de cultivo perfeccionado por los indios de América Central hace mil años. No sólo se alimentaban sin fertilizantes químicos, sino que inventaron el alimento más famoso para el desayuno: las hojuelas de maíz.

La rotación de cultivos que practicaba la mayoría de los labradores antes de la Segunda Guerra Mundial conservaba la fertilidad del suelo. Cuidado con maquinarias más pequeñas y herramientas para cavar a poca distancia, el suelo aumentaba en profundidad y fertilidad de manera casi indefinida. La parte superior contenía muchos nutrientes y resistía la tendencia climática a desgastarlo.

Daño a la estructura del suelo

Una vez que empezó la aplicación de fertilizantes, se exigió mucho al suelo para aumentar la producción. El rendimiento de la cosecha aumentó, disminuyó la riqueza del suelo y se dañó el tejido que contenía los microorganismos. El número de lombrices e insectos era menor, la estructura desmenuzada empezó a degenerar. La producción de cosechas de alto rendimiento había causado que se agotara la fertilidad necesaria para la siguiente generación.

La desaparición de la parte superior del suelo

Hemos perdido al menos 250 billones de toneladas de la parte superior del suelo que van a parar a los océanos. Sabemos que 24.7 millones de kilos de pesticidas (o sustancias que contienen los ingredientes de los pesticidas) se emplearon en el Reino Unido en 1992; el valor fue de 413 millones de libras esterlinas. En los treinta años desde que Rachel Carson sonó la alarma para la vida silvestre y para nosotros, se ha producido un aumento de treinta veces en el uso de los pesticidas. Los nuevos productos pueden descomponerse más rápido, pero son igual de tóxicos.

La Red de Acción Contra los Pesticidas ha hecho campañas durante años para lograr la prohibición de la 'Docena Sucia', que incluye a tres sustancias químicas que identificó Carson y que aún están en uso en la actualidad. El Grupo de Exposición a los Pesticidas ha calculado que 2,500 de sus 6,000 miembros han recibido daños de los organofosfatos, que se desarrollaron a partir de los gases nerviosos. Se emplean principalmente para inmersiones de ovejas. Los síntomas de envenenamiento leve con organofosfatos son síntomas de gripe, dolor de cabeza, fatiga, mareo; el envenenamiento grave puede ser fatal. Los organofosfatos llegaron a ser la sustancia química principal que causaba trastornos en la naturaleza, debido al efecto destructivo en malezas y bacterias. Ahora estamos reconociendo los efectos destructivos en los humanos. La parte superior del suelo, que en la actualidad se encuentra en los océanos, se llevó consigo los nutrientes necesarios para sustentar el ciclo de vida del suelo.

Control de calidad

¿Cómo te puedes asegurar de la calidad de tus alimentos? Puedes ser lo bastante afortunado para tener acceso a un centro de ventas que proporcione suficiente información sobre el alimento. Señales claras te informan la granja de donde procede la carne, cómo alimentaron a los animales (con pasto o forraje), la edad a que se los mató. De gran interés en este momento para el consumidor es la manera en que se criaron los animales, si se les ha manejado humanamente durante su vida. Es muy obvio que existen diferencias entre los animales tratados bien y los que sólo son una inversión de negocios.

Frutas, verduras, hierbas y especias

Se necesitan señales similares para indicar en dónde se originan las verduras y las frutas. Las selecciones que deberías tener son:

- sin residuos de fertilizantes artificiales
- no se emplean sustancias tóxicas después de la cosecha

- no tienen cubierta cosmética de cera
- sin colorante artificial
- no se irradia
- no es de ingeniería genética o transgénica
- las hierbas y las especias están como lo planeó la naturaleza: *naturales*.

Cómo emplear tu poder de consumidor

El diálogo constante con el productor, el gerente del supermercado o el granjero local crea una mayor conciencia de tus necesidades como consumidor. Entre más personas insistan en pedir productos agrícolas orgánicos en las tiendas locales, más probable será que se inviertan las tendencias de los cultivos químicos intensivos. Esto protegería no sólo tu salud sino la de las generaciones futuras. Entonces, el suelo sería fértil para las futuras generaciones, el ciclo de la vida silvestre habría establecido un hábitat próspero y las aves habrían vuelto. La vida de la tierra estaría segura.

Reciclar, usar compost... y por qué

En el clima cálido de julio de 1994, estaba visitando a una amiga en el centro de Inglaterra, Llegué con una caja grande de nectarinas que había comprado en el lugar, había muchas y estaban muy baratas. No se habían cultivado en Inglaterra, sino en Estados Unidos y tenían un maravilloso sabor. Mi amiga me dijo que su hija embarazada tenía grandes deseos de esta fruta y que le gustaba comer cinco o seis al día. Ambas decidieron que estaba bien, ya que era fruta fresca. ¿Qué problema podía causar?

La segunda tarde de mi visita, escuchamos con horror las noticias vespertinas: advirtieron que los adultos no debían comer más de dos de estas nectarinas por día, y los niños cada tercer día, ya que se había notado que muchas personas estaban teniendo reacciones alérgicas a ellas. Se suponía que la fruta se había tratado con algo tóxico. Casi en pánico, mi amiga le habló por teléfono a su hija, sólo podía pensar en las peores consecuencias para su nieto aún sin nacer.

Alan Gear escribió en la *Carta de Noticias de la Asociación de Investigación Henry Doubleday* en 1993:

> Aunque existe mucha inseguridad entre el público respecto al uso de los pesticidas, pocas personas tienen experiencia directa de envenenamiento agudo por estas sustancias químicas. El miedo se basa en los posibles efectos dañinos de la acumulación de los residuos de pesticidas durante muchos años de ingerir alimentos convencionales y beber agua contaminada con pesticidas. Se sabe que esos compuestos causan cáncer y daños genéticos en altas dosis administradas a animales de laboratorio. ¿Cómo podemos saber si son seguros a los niveles actuales?
>
> La Organización Mundial de la Salud estima que cada año sufren de envenenamiento severo y agudo por pesticidas 3 millones de personas, de las que pueden morir más de 20,000. Gran parte de esta tragedia humana tiene lugar en países en desarrollo donde, a nivel mundial, se cree que alrededor de 25 millones de personas han recibido el efecto adverso de aspersores, de una u otra forma.

Gear acababa de regresar de Venezuela e hizo una breve revisión de los efectos de la caída de las fortunas de ese país por el hundimiento del mercado del petróleo. Como resultado de la necesidad económica, se alentó a los granjeros para que se concentraran en los cultivos intensivos de frutas. Para esto se necesitaban grandes gastos en tratamientos químicos para elevar al máximo la producción. Sin embargo, los granjeros no pudieron tolerar el gasto... tanto para las finanzas como para su salud.

> Pero fue lo que dijeron de los pesticidas lo que en verdad llamó mi atención. Un granjero informó que más de cuarenta personas en su pueblo se habían envenenado al ingerir alimento contaminado. Un orador de Brasil mostró un conjunto de transparencias penosas de bebés de esposas de trabajadores agrícolas. Todos tenían graves defectos prenatales, como extremidades extras o deformadas, o ausencia de ojos. De cerca de ochenta granjeros de los Andes, que estaban en el público, ninguno utilizaba ropa protectora ni seguía precaución alguna al rociar pesticidas. A menudo, los pesticidas se separaban a recipientes sin etiquetas. Las instrucciones, cuando se podían leer, rara vez se seguían. Muchas de las sustancias químicas estaban prohibidas en Occidente. ¿Es sorprendente que sufra la vida humana?

Mientras estuve fuera del Reino Unido, el periódico *Observer* sacó la historia de un supuesto vínculo entre el funguicida benomyl, mejor conocido entre los jardineros como Benlate, y grupos de niños de Lincolnshire que nacieron sin ojos. Aparentemente, en un estudio de California, 63.5 por ciento de ratas preñadas a las que se administraron concentraciones altas de benomyl y se alimentaron con dietas pobres en proteínas, sufrieron graves anomalías oculares.

La aplicación estacional de estos venenos no es la única fuente de la que debamos preocuparnos: debemos recordar que se reciclan con los residuos de la cosecha y se acumulan en el suelo. Se puede considerar al suelo como la placenta de la Tierra... las personas primitivas pueden tener una idea clara de esto como parte de la Madre Tierra, pero para nosotros 'Madre' como nombre para la Tierra se ha vuelto un cliché. Sin embargo, el suelo, el agua y la atmósfera de la Tierra nos nutren y reciclan nuestros desechos de manera que nos podamos alimentar de nuevo. Todos sabemos lo que le sucede al embrión o niño cuando la madre está enferma.

Donde no hay parte superior del suelo, no hay sistema de apoyo para las formas de vida superiores. Ciento cincuenta toneladas es el peso de una capa de 2 cm de grueso en una hectárea, la cual sin la intervención humana o animal, requeriría de cientos de años para formarse. Pero cuando nosotros y los animales intervenimos para generar y explotar la capa superior del suelo, podemos producir capas masivas en un tiempo relativamente corto. Sin embargo, no siempre es el suelo limpio que necesitamos y debemos reconocer su uso para nosotros y nuestra responsabilidad hacia él.

Un enfoque para limpiar el suelo, el agua y mantenernos sanos es reciclar la materia orgánica y evitar el uso de los venenos. Incluso si no eres lo bastante afortunado para vivir en una comunidad que fomente la clasificación y reciclado de la basura, la preparación de compost para favorecer la salud del suelo y alimentos limpios, se puede manejar con facilidad en forma individual. Por lo tanto, vamos a hacer del compost parte de la dieta de mantenimiento de la Tierra.

Preparación de compost

Los recipientes para compost son vegetarianos, aunque muchas formas diminutas y no tan pequeñas viven en ellos. La primera etapa de la descomposición del desecho orgánico tiene lugar con la interacción de aire, agua, microbios y calor. Comienza con la descomposición de los materiales de nitrógeno y carbono para hacer humus, que a su vez se vuelve el alimento para organismos grandes y pequeños en la pila de abono. En tanto exista humus, habrán organismos alimentándose de él y haciendo nutrientes para las plantas. Incluso cuando el abono se ha extendido como aditivo para el suelo, los microorganismos continúan en él, manteniéndolo saludable; después de que cosechamos el cultivo, siguen preparados para recibir más abono con el que se renovará el suelo.

Algunos de los habitantes más fáciles de reconocer de la pila de abono son las lombrices amarillentas, rojizas y grumosas. No se encuentran en la parte alta del suelo, ya que trabajan directamente en el suave material vegetal. Para que esto suceda, se debe reunir en un medio ambiente cálido y húmedo, como el centro de la pila de abono. Entonces surgen grandes números de algún punto profundo en la tierra. Solas en un recipiente con los desechos de la cocina, mantenidas en un lugar cálido, harán un suelo rico que es más un fertilizante que un medio de crecimiento. En la pila de abono, donde también existe material leñoso y fibroso que se debe descomponer, el producto final tiene una composición diferente y es el resultado de un complicado esfuerzo de equipo. Es la capa de tierra oscura, inodora y desmenuzable que llamamos 'oro de jardinero' o abono... la comida favorita de la Madre Tierra.

Están disponibles los resultados de muchas pruebas para mostrar la mayor capacidad del suelo con abono orgánico para germinar semillas en relación con el suelo sin tratar; también muestran cómo las plantas cultivadas en suelo con compost producen rendimientos más altos y son más resistentes a las enfermedades. La *Asociación de Investigación Henry Doubleday* es una buena fuente de información, al igual que *Compost: Una Introducción al Uso Racional del Desecho Orgánico*, de A. Pfirter, A. Von Hirschheydt, P. Ott y H. Vogtmann.

Los resultados de estas pruebas ilustran que no sólo es un desperdicio de recursos y de soluciones a corto plazo, sino que también es criminal continuar aplicando fertilizantes y pesticidas artificiales cuando las plantas prosperan, sin tratamiento, en suelo con compost. El suelo saludable es anfitrión de los depredadores de las plagas de las cosechas, y las plantas vigorosas que produce el suelo con compost están menos predispuestas a las enfermedades. Cuando se dejen de aplicar venenos a las cosechas, la tierra comenzará a sanar y, en consecuencia, nosotros también.

Seis tipos de compost

Compost en láminas de plástico Ésta es la técnica del granjero. El residuo de una cosecha de alimentos, como de maíz o de col, queda sobre la superficie del suelo después de que se recoge la cosecha. Se descompone parcialmente por la exposición a los elementos y luego se mezcla con arado con la capa superior del suelo.

Forraje conservado en silo Otra técnica de campo. Se cosecha un campo de 'abono verde' mientras contiene savia y está fresco, se entierra o se envuelve firmemente. El material se somete a formación no aeróbica de compost.

Hileras de heno en el campo Una técnica de granjeros o guardabosques. Los desperdicios de la cosecha o de la poda se acomodan en montones y periódicamente se revuelven o se les añade más material. Se usa material tosco y picado en pedazos grandes, de manera que el resultado es un humus tosco que es mejor poner sobre el suelo para protegerlo durante las lluvias de invierno. También es muy efectivo cuando se pone alrededor de la base de las plantas que pueden sufrir deshidratación. En ambos casos, el material del compost permanece en la superficie y no se mezcla con el suelo. Se integra al suelo con mucha lentitud, que es la razón de que sea un escudo útil.

Pila o recipiente de abono Una técnica de jardineros. El material podado y picado de otoño y primavera se mezcla con otro que contenga savia y sea suave, como los desperdicios vegetales de la cocina y las plantas descartadas del jardín. Se añade material a intervalos irregulares y en cantidades variables, para rellenar.

Tambor giratorio o tina de compost También una técnica de jardineros. Es similar a la pila de abono, pero a menor escala, y el material picado se encuentra en un recipiente que se gira o cuyo contenido se revuelve a intervalos regulares. Como el volumen menor del material no genera calor, se debe ayudar al proceso de descomposición mediante aislamiento e intervención humana.

Recipiente de lombrices La técnica que no es de jardineros. Un diagrama e instrucciones de construcción se pueden obtener en la *Asociación de Investigación Henry Doubleday*. Un recipiente con tapa aloja lombrices amarillas de tierra en una capa de arena gruesa, y se les alimenta con desechos de verduras de la cocina. Convierten los restos en un fertilizante y abono que se saca del recipiente. Como a las lombrices no les gustan las heladas, el recipiente se debe guardar en un cobertizo, sótano o debajo de la escalera. La producción es pequeña, pero su calidad compensa la falta de cantidad. Es un gran fertilizante para plantas caseras.

Los desperdicios de la cocina y el jardín que no se procesan en la casa, se juntan en biorecipientes donde existen ayuntamientos con conciencia, pero si no están disponibles, da los desperdicios a un amigo o vecino que hace compost con sus desechos... siempre hay escasez de material.

¿Qué se introduce al recipiente de compost?

Cualquier material vegetal limpio, pero no plantas del borde de los caminos, ya que pueden contener metales pesados del escape de los motores. Los únicos productos de origen animal que se pueden procesar son plumas y estiércol. Productos como sangre, harina de pescado y de hueso son fertilizantes muy conocidos; por lo general, se mezclan con la capa superior del suelo en cantidades muy pequeñas, incluso si el suelo contiene compost. El papel en pequeñas cantidades está bien, en tanto no tenga tinta de impresión (ésta contiene toxinas). Se puede incluir material vegetal cocinado, pero evita cualquiera que esté mezclado con productos lácteos. Casi siempre son aceitosos y el aceite bloquea la ventilación de la masa.

Algunas semillas grandes de frutas, como las de mango o aguacate, necesitan de años para descomponerse. Igual que las nueces en sus cáscaras. Pueden empezar a germinar en el suelo mucho después de que se aplicaron en el abono. Todo material debe carecer de semillas; trata de eliminar todas las que estén maduras y si no es posible, no incluyas la planta. Todo material debe estar libre de enfermedades, y si es duro y leñoso, se debe picar. Una cortadora es una buena inversión, no es barata, pero puedes trabajar como una cooperativa, compartiendo el costo con un grupo. El material que está muy húmedo no pasará por la cortadora, sino que se puede poner directamente en la pila de abono (que de todos modos se debe mantener húmeda).

Aditivos especiales, como alga marina y ceniza de madera, son muy benéficos en pequeñas cantidades. Cantidades muy grandes de pasto recortado se deben separar en lotes más pequeños. Aunque son un buen material, ponerlo directamente de la segadora, podría ahogar la masa cuando comience a 'marchitarse', lo que sucede muy rápido. Por otro lado, milenrama, consuelda y ortiga pueden incluirse en lotes... entre más grandes mejor.

Los árboles perennes, incluso si se pican finamente, no se descomponen bien (como el nombre lo sugiere); las coníferas también contienen una resina penetrante que no es benéfica para la masa de abono. Es mejor que las hojas de otoño, reunidas en grandes cantidades, se dejen pudrir solas y hacen un maravilloso humus llamado 'mantillo' y es otra forma de 'oro de jardinero'. Pero si sólo se pueden obtener pequeñas cantidades, se ponen en el recipiente del abono.

¿Qué relación tiene el compost con reciclar?

Pon tu recipiente o pila de abonos donde no tengas que verlo todo el tiempo, pero donde puedas llegar a él con facilidad. Estarás reuniendo todos los desperdicios y recortes de vegetales para mantener llena la pila. Todo el entorno mejorará incluso antes de que apliques el abono al suelo. El recipiente de compost es sólo una pared que rodea o retiene la pila de compost; no tiene una base, ya que las lombrices amarillas deben subir a la pila desde el suelo cuando 'aparece' ésta por primera vez; después se dispersan, luego de procesar el material suave. La proporción debe ser de veinticinco a treinta veces más materia leñosa y fibrosa que material suave y verde. Esto se descompone a 15:1 de carbono a nitrógeno en el producto final, que se considera la proporción ideal. Para lograr una buena tasa de descomposición, es importante el volumen del material; es mejor reunir materiales sin mezclar en cierta cantidad antes de poner una capa en la pila. En dos o tres días, el volumen se habrá reducido dramáticamente, y si jalas los materiales sin cambiar hacia el centro, se generará otro calentamiento.

La pila debió empezar con una masa de al menos 1.5 metros cúbicos; un volumen menor no se calentará. Es obvio que el clima cálido ayuda al proceso y en las regiones más frías es aconsejable que el recipiente tenga paredes sólidas, y que aún permita el paso del aire a la masa revolviéndola con regularidad. Evita que las lluvias fuertes caigan a la pila. El material está listo para ponerse en la capa superior del suelo cuando adquiere la textura del mismo; si quedan partes duras, usa un tamiz o déjalas, depende de tus necesidades de jardinería.

¿Por qué tomarse tanta molestia?

Porque la alternativa nos está matando. Sí, para hacer el compost necesitas materiales, espacio, tiempo y paciencia, y para la recolección comunitaria se necesita una buena organización cívica. El material es gratuito y si ponemos un poco de orden, tendremos el espacio. Sólo el tiempo es breve, somos demasiados los que ya padecemos algún tipo de mal, de alergias a cáncer; las noticias casi siempre resuenan con la más reciente enfermedad relacionada con el entorno, que es resultado de la falta de conciencia del mundo orgánico. Debemos dejar de *pensar* al respecto y *exigir* alimento de cultivo orgánico. Con solidaridad, podemos volvernos, como en la pila de compost, una masa crítica; después podemos utilizar la energía que se requiere para atender a nuestras dolencias y enfermedades para generar el cambio. Todos debemos reconocer que hemos estado enfermos por demasiado tiempo y que gran parte de estas enfermedades son resultado de lo que le hemos hecho a la Madre Tierra.

Capítulo ocho

Terapia nutricional como medicina preventiva

MONICA

Hace catorce años, se tomó una decisión que iba a tener repercusiones para todos alrededor del mundo. Fue el principio de un estudio llamado MONICA (Vigilancia Multinacional de las Tendencias y los determinantes de las Enfermedades Cardiovasculares), que llevó a cabo la Organización Mundial de la Salud. Ha sido el estudio más ambicioso que alguna vez que se haya realizado para todas las naciones sobre la salud del corazón y el sistema circulatorio de la gente. Abarca todos continentes, desde Australia, por toda Europa, hasta Irlanda. El costo fue la enorme cantidad de 32 millones de dólares y más de diez millones de hombres y mujeres participaron en treinta y nueve centros de población.

Trastornos cardiacos en el norte y el sur

Conforme los resultados estuvieron disponibles, emergió un patrón claro: entre más al norte vives, más probable que mueras de un ataque cardiaco. Considera dos ciudades: Belfast, en el norte de Irlanda y Toulouse, en el sur de Francia. La tasa de trastornos cardiacos por 100,000 personas en Belfast (en el grupo de edades de cuarenta y cinco a cincuenta y cuatro) es de 237; en Toulouse, es de 56 por 100,000 habitantes. En el grupo de edades de cincuenta y cinco a sesenta y cuatro, el contraste es incluso mayor: 761 por 100,000 habitantes en Belfast, 175 en Toulouse.

¿Por qué existe un contraste tan notable entre vivir en el norte y el sur?, ¿Por qué la gente que vive en el norte, con su desarrollo industrial y con toda su riqueza, sufre de una tasa tan alta de muerte por enfermedades cardiacas y vasculares?, ¿cuáles son los factores protectores que obviamente faltan en el clima del norte y que se encuentran en el sur? Estas preguntas se vuelven más enigmáticas porque los estudios MONICA no mostraron diferencias significativas en colesterol, presión sanguínea y fumar (las tres indicaciones clásicas de que se está desarrollando un trastorno cardiaco) en los países estudiados. Sin embargo, entre más avanzan las investigaciones, vemos con mayor claridad la respuesta. Parte del mundo moderno ha olvidado la cultura de la alimentación tradicional. Es claro que los europeos del sur saben algo sobre la dieta que las personas del norte han olvidado, o que al menos no están practicando.

El ejemplo de Francia

Por treinta años, el doctor Serge Renaud, el epidemiólogo francés y director de los Estudios Nutricionales del Instituto Nacional de Salud e Investigación Médica de Francia, ha estudiado los efectos del alimento en la gente de Francia. Las cifras de MONICA indicaron que los trastornos cardiacos son más elevados en países como Irlanda y Escocia por un lado, y Australia y los Estados Unidos por el otro, mientras que Francia estaba en la parte más baja. Francia sólo era superada por la dieta tradicional japonesa de arroz, que se ingería con pescado, verduras, algas marinas y carne.

Los franceses tienen presión sanguínea y nivel de colesterol similares a los de los Estados Unidos, pero viven más que los norteamericanos por cuatro o más años, sufren menos de la mitad del número de ataques cardiacos y, sin embargo, fuman y beben más. A esto se le ha llegado a conocer como la 'Paradoja Francesa'. Sacaron al doctor Renaud de la anonimidad de su trabajo para que buscara una respuesta al enigma. Lo hizo con un estudio de cinco años, completo en 1993, que resultó ser una obra maestra de la influencia de la comida y de los patrones de alimentación en la salud.

Renaud demostró su investigación tomando 600 personas que ya tenían problemas cardiacos y que tenían una dieta especial recomendada por sus médicos para los ataques cardiacos. Puso a 300 de ellas en su propio programa de dieta; las otras 300 continuaron con la dieta que les habían recetado. Después de cinco años, los resultados del estudio mostraron una disminución de setenta y seis por ciento en las posibilidades de sufrir un segundo ataque para los que siguieron las pautas de dieta de Renaud. Esto confirmó los resultados de su trabajo de campo de treinta años, y el informe MONICA.

Además, coincidió y confirmó los resultados del informe EPIC (Investigación de las Perspectivas Europeas en Cáncer y Nutrición), que también se publicó en 1993. La población de los países del norte corre mayor riesgo de contraer cáncer que la del sur. Luxemburgo y Bélgica tienen el primer lugar en las cifras de mortalidad para los hombres y Dinamarca y el Reino Unido para mujeres. Grecia, Portugal y España están en la parte de abajo.

Diferencias en dieta

Los alimentos útiles son los siguientes: verduras (frescas, deshidratadas o congeladas), cereales (como pan, pastas, germen de trigo, arroz integral, cuscus, trigo), frutas, quesos vegetarianos bajos en grasa, yogur, quesos (cottage, etc.), pequeñas cantidades de oliva, aceite de oliva (prensado en frío, virgen), pequeñas cantidades de sustancias para untar bajas en grasa, pescado y carne blanca.

En contraste, los alimentos inútiles que pueden ser dañinos para la salud son: carne grasa y procesada, carne conservada con sales de nitratos y azúcar, carne de res, de pollo y huevos procesados en serie, grasas duras (manteca de cerdo, sebo) y crema, queso y yogur de grasa entera (en especial, cuando se pasteurizan y procesan con otros aditivos).

En 1993, tuvo lugar en Cambridge, Massachussets, una importante conferencia internacional sobre el tema de la nutrición y la salud pública, llamada Dietas del Mediterráneo. Fue notable por al menos dos razones: Presente en la conferencia estaba Ancel Keyes, de ochenta y ocho años de edad, un hombre en muy buena condición física cuyo mensaje de cuarenta años atrás había sido rechazado. Un gran pionero de la nutrición moderna, Keyes fue la primera persona en demostrar la relación entre la ingestión de alimentos y los trastornos cardiacos.

En su estudio, que tuvo lugar en Nápoles en la década de 1950, Keyes había observado que la población adinerada comía más mantequilla, leche y carnes rojas, y que tenía una tasa de mortandad por enfermedades cardiacas mucho más elevada que las personas con menos ingresos. Los napolitanos usaban mucho las verduras, las frutas, las pastas y el pan. Comían poca carne, usaban aceite de oliva en lugar de mantequilla y bebían vino en lugar de leche.

Keyes realizó estudios adicionales en Grecia, donde se convenció de que la dieta más saludable se parecía a lo que la gente del Mediterráneo había estado comiendo por miles de años. Su correlación intuitiva de la información ha sido confirmada científicamente. Una dieta rica en fibra, con gran cantidad de vitaminas, minerales, enzimas, grasas esenciales, azúcares naturales (y moderación), ofrece protección contra las enfermedades del sistema circulatorio.

Hace apenas cuatro años, el doctor Martijn Katan, director del Departamento de Nutrición Humana de la Universidad Wageningen, en Holanda, llevó a cabo otro brillante descubrimiento. Las margarinas duras (aceptadas por años como un sustituto saludable para la mantequilla) eran igual de nocivas, pero por una razón totalmente distinta. Katan descubrió que la hidrogenación, el proceso que convierte el aceite vegetal líquido en una sustancia para untar sólida o semisólida, crea ácidos grasos trans, que elevan el nivel de lípidos de baja densidad (a los que se considera colesterol malo) y causan la obstrucción de las arterias.

En la actualidad se están explorando por completo los resultados de EPIC. Según el doctor Elis Riboli, director del programa de nutrición y cáncer de la Agencia Internacional para la Investigación del Cáncer, estamos notando ahora que lo que es malo para las enfermedades cardiovasculares es malo para el cáncer. Una dieta que es rica en frutas y verduras reduce el riesgo de la mayoría de las formas de cáncer por cincuenta por ciento o más.

Dietas clásicas del mundo
Mexicana, mediterránea, balcánica

La Familia Solanaceae
Jitomates y berenjenas

La Familia Capsicum
Todos los chiles

La Familia Cucurbitaceae
Todas las calabazas

La cocina mediterránea es rica en cereales, legumbres, frutas frescas y verduras. Los cereales y las legumbres son una fuente maravillosa de fibra, que puede proteger contra el cáncer de colon. Las frutas frescas y las verduras están llenas de fibra, además de beta caroteno, vitamina C y otras sustancias químicas vegetales importantes que pueden proteger contra trastornos cardiacos y cáncer.

La dieta mediterránea es pobre en alimentos procesados, los cuales pueden estar llenos de conservadores y grasa saturada, y los han despojado de fibra y nutrientes. La carne, que está llena de grasa, se usa con sobriedad. La berenjena, el jitomate, los pimientos, los chiles, el ajo y las cebollas son alimentos básicos; todos son alimentos que el Instituto Nacional del Cáncer está investigando por sus propiedades potenciales para combatir el cáncer.

La dieta mediterránea también requiere abundantes hierbas y especias, como romero, salvia, tomillo y comino. Muchas de estas hierbas y especias son antioxidantes potentes, que pueden proteger contra la aterosclerosis al impedir la oxidación del colesterol de lípidos de baja densidad, que se cree es un factor importante en la formación de placa (los depósitos de placa en la pared arterial pueden impedir el flujo de sangre a órganos vitales, como el corazón).

En muchos países mediterráneos, la comida se pasa con un vaso de vino tinto. El vino tinto contiene resveratol, una sustancia que parece reducir el colesterol. Para obtener más información, lee *El Alimento como Medicina* de Earl Mindell.

La dieta japonesa y marítima

Estas dietas tienen los niveles más altos de ingestión de ácidos grasos marinos u Omega 6. Son mejores que los ácidos grasos Omega 3 de nueces y semillas. También se ingieren hongos y algas marinas; se bebe té verde.

La dieta china y coreana

En esta dieta, son típicos muchos platillos basados en extractos que contienen principalmente líquido con arroz y un poco de carne (que ha perdido la grasa al hervirse). También se comen germinados frescos. Los extractos son infusiones de raíces herbales: jengibre, juncia, limoncillo, ginseng y orozuz. Como en Japón, se bebe té verde.

Ve en el Apéndice Uno más información sobre hierbas, vitaminas, minerales y las propiedades de los alimentos.

Capítulo nueve
Estudios de casos

Caso uno
María

María es una mujer de veinticinco años de edad. Ha tenido una dieta muy deficiente desde que llegó a la adolescencia, y según ella, 'siempre se salió con la suya'. Desde la Navidad de este año, ha tenido periodos de extremo dolor, que empiezan abajo de la parte frontal de las costillas más bajas, hasta la cadera, por la parte derecha de su espalda y hasta la mitad de la misma. Este dolor siempre está acompañado por náusea, debilidad, pérdida completa del apetito y sed. Su médico diagnosticó un cálculo biliar, después de hacer pruebas.

Dieta

María no toma nada para desayunar y ni siquiera bebe agua. A las 10:00 am, en el descanso de su trabajo, bebe café cargado con leche y unos cuantos panecillos. Para comer, a la 1:00 pm, compra papas fritas, una barra de chocolate y café. Durante el descanso del trabajo, a las 4:00 pm, María bebe más café cargado y panecillos. A la hora del té, come una pizza o comida china para llevar; en la noche, come café y papas fritas.

    Esta 'dieta' consistía en muy poco aparte de grasa y cafeína. No tenía fibra que valiera la pena mencionar, nada de líquidos, de vegetales, de frutas ni de cereales, virtualmente nada de proteína y gran cantidad de sal y azúcar, aunque estaban ocultos en la comida rápida y los panecillos.

Estado general de salud

María no hace ejercicio por cansancio crónico. Tenía dolor continuo en la espalda. Su capacidad respiratoria era muy deficiente ya que fumaba. El cuestionario de su historia personal que llenó mostró un problema digestivo y un funcionamiento del intestino muy pobre, debido en parte a la dieta inapropiada y al estado lento de hígado y vesícula biliar.

Observaciones

Una correlación muy interesante entre el momento de los ataques de dolor más grave y la dieta de María se confirmó al examinar el calendario: Navidad, Año Nuevo, Pascua, días festivos y cumpleaños. María aceptó rápidamente que bebía y comía mucho más café, alimentos refinados y alcohol en todas esas ocasiones.

Programa de tratamiento

Como María había venido a solicitud del novio preocupado (que está muy consciente de la salud y reconoce que María tiene adicción por la cafeína) le pedí permiso para elaborar un programa de nutrición. ¿Se sentirá lista para responsabilizarse por completo de su salud?, ¿estará preparada para hacer un esfuerzo para aplicar los principios de los 'cuatro médicos'?:

- sol y aire
- ejercicio y descanso

- buen alimento
- buena agua.

La respuesta de María fue: 'Estoy preparada para hacer lo que sea necesario'.

Tracé tres gráficas para ella, que debía poner sobre la puerta del refrigerador. Todos los días, María debe recordar el ciclo de tensión y azúcar, y el reloj del cuerpo para las horas de comer. Cuando aprenda a mantenerse dentro de la estructura de ambos, recuperará el control de su vida. Estas tres tablas se convirtieron en las directrices para María.

El reloj biológico de alimentación del cuerpo

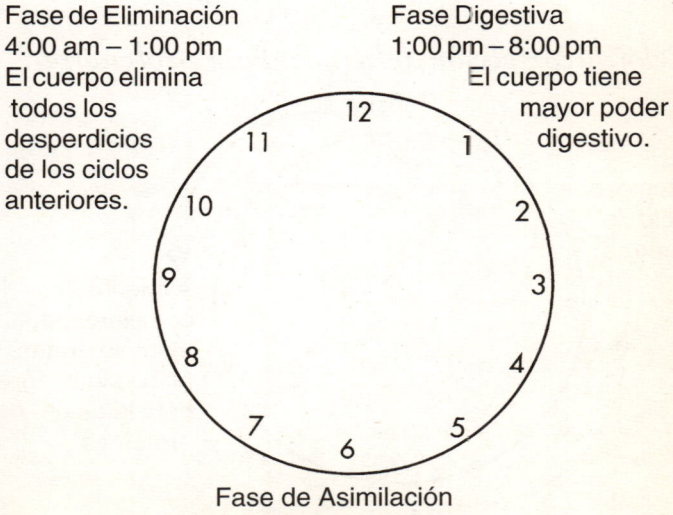

Fase de Eliminación
4:00 am – 1:00 pm
El cuerpo elimina todos los desperdicios de los ciclos anteriores.

Fase Digestiva
1:00 pm – 8:00 pm
El cuerpo tiene mayor poder digestivo.

Fase de Asimilación
1:00 am – 4:00 am
El cuerpo tiene un trabajo de tiempo completo para asimilar el alimento.

Reloj de azúcar baja en el cuerpo

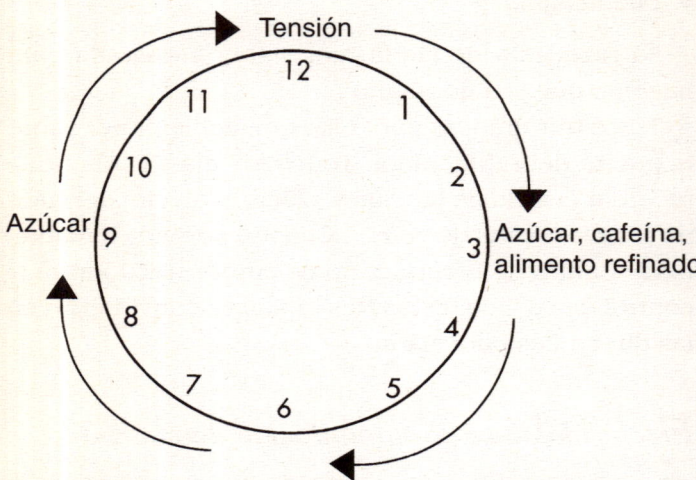

El resultado es que el estado de ánimo cambia de alto a bajo, ansiedad, depresión, niveles deficientes de energía.

Reloj de corrección del azúcar baja en el cuerpo

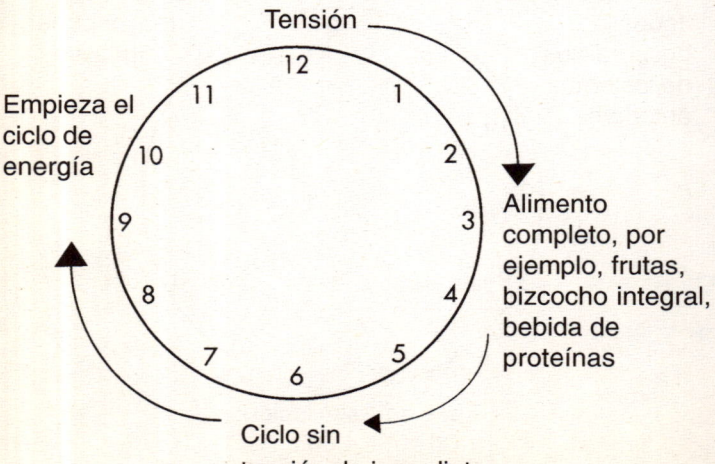

Se produce una liberación uniforme de energía por horas, estado de ánimo normal, con una sensación de bienestar

El consejo nutricional que di a María fue como sigue:

Empieza el día tomando un vaso grande de agua caliente. Toma una cucharadita de aceite de oliva (aceite de oliva virgen, de la primera prensada) para ayudar a la digestión. Para desayunar, come una manzana, pera, durazno o un racimo de uvas, una rebanada de pan integral, con mermelada sin azúcar y una taza de té de manzanilla o menta. Ambos tés son buenas ayudas para la digestión, tranquilizantes, y permiten el funcionamiento del sistema digestivo de tal forma que la persona se siente más ligera y alerta. Una taza de té ligero o café herbal en el trabajo. Si siente que necesita una taza de café real, debía hacerlo más diluido de lo normal. La comida tenía que ser: pan o bizcocho integral, pescado, pollo o pavo, yogur natural y frutas frescas. La cena daba mucha más libertad a María: verduras de muchas variedades, con arroz, pasta o papas; pescado, tofu vegetariano, arroz a la cazuela, verduras y arroz frito con poco aceite, lasaña vegetal o base de pasta con atún, cebollas, perejil y un poco de aceite de buena calidad (todas las pastas, el arroz y los cereales deben ser integrales).

María había decidido dejar el café durante un periodo de seis a ocho semanas, mediante reducción lenta e introduciendo una amplia variedad de tés herbales.

Resultado a corto plazo

Después de un mes en este programa (con mucha ayuda de su novio y su madre) María tenía una lista de mejorías pequeñas pero significativas. El dolor se había aliviado en menos de una semana. De hecho, se había dado cuenta que después de comer de acuerdo al plan, ya no experimentaba indigestión ácida, eructos ni mal aliento. Se daba cuenta de la mejoría en la apariencia del cabello y la piel (que había estado manchada, con pequeñas zonas rojas en ocasiones) gracias a todo el alimento apropiado y a la gran cantidad de agua. El nivel de energía de María era un poco mejor; aunque le hacía falta la cafeína, María se deba cuenta que estaba en un estado de ánimo más estable que antes. Ahora iba con regularidad al baño, en lugar del patrón irregular de antes (quizá una vez cada tres días).

María está disfrutando de una visión nueva y más amplia de los alimentos, y una mayor variedad en todas sus comidas. Examinar sus tablas la ayudaron a hacer una lista de compras y también evitó ir de compras cuando sentía mucha hambre.

Segunda visita

Las pruebas de cinesiología en esta visita sugirieron que su cálculo era más arena; de hecho, parecía estar disolviéndose. Esto era debido al efecto de la pectina de las frutas, el aceite de oliva en su dieta (que ingería diario), todos los vegetales ricos en vitamina A, la gran cantidad de agua, el pan integral y los tés herbales. La cinesiología es un sistema de bioretroalimentación del cuerpo, empleando pruebas de los músculos. Se basa en el principio de que ciertos grupos de músculos están relacionados con partes específicas del cuerpo. Estas pruebas se emplean para descubrir y rectificar obstrucciones de la energía y cualquier desequilibrio que cause enfermedad. El profesional utiliza tacto ligero y masaje profundo, además, da consejos de dieta.

Un gran beneficio fue que su espalda se sentía mucho más fuerte, gracias a los alimentos ricos en minerales que se estaban absorbiendo en el torrente sanguíneo.

El único complemento que se añadió a su programa fue sábilia orgánica, con el fin de alentar suavemente mejorías en todo el sistema digestivo. Su programa de alimentación continuó siendo el mismo, aunque se le animó para que fuera de compras para tener una mayor variedad de todo tipo de alimentos en su menú. Los alimentos especiales para María incluían los siguientes: manzanas, jugo de manzana, alcachofas, betabeles, jugo de betabel, zanahorias, jugo de zanahoria, arándanos agrios, jugo de arándanos agrios sin azúcar, diente de león en lugar de lechuga, té de diente de león o café, ajo, toronja (rosa), olivas (sin sal), perejil, té de perejil, peras, rábano rojo, rábano blanco (mooli), agua (pura).

Resultados a largo plazo

Lo que empezó como un cálculo biliar para María, al final de su programa se convirtió en una pequeña cantidad de cálculo fragmentado (arena), que el cuerpo puede fragmentar aún más y eliminar lentamente; es el resultado de los nutrientes y de la dieta que estaba siguiendo María. Éste es el proceso natural de limpieza del hígado y la vesícula biliar. El tratamiento de seguimiento seguirá empleando tónicos herbales muy suaves y efectivos para mantener la salud general de María y continuar el proceso de fragmentar el cálculo. En casos como el de María, pedimos al médico del paciente que vigile el progreso.

Bajo la supervisión de su médico, María ha continuado mejorando su salud, con un interés renovado en su habilidad para tener piel, cabello, uñas, dientes y huesos hermosos. Tiene un apetito saludable, buena energía y no tiene dolor, todos sus sistemas están en 'verde'.

Caso dos

Juana

Juana recordó haber sido una niña hiperactiva de doce años de edad. La dieta que le recomendaron no ayudó y en ese momento no estaba ingiriendo productos lácteos; no se produjeron resultados benéficos. Acababa de casarse.

Dieta

Juana y su marido, Manuel, viven en un área de campo y cultivan una gran variedad de verduras, incluyendo verduras para ensalada durante los meses de verano. Tienen huevos de gallinas que andan libres y un sistema de agua buena y pura.

Estado general de salud

El nivel de tensión de Juana había sobrepasado lo normal por muchas razones. Al principio, se sentía irritable, hiperactiva y molesta. Después empezó a tener síntomas de trastornos intestinales y problemas del ciclo menstrual; cada mañana, cuando se levantaba de la cama, tenía diarrea. Su médico la envió con un especialista y después de un gran número de pruebas, se diagnosticó que tenía hiperactividad de la glándula tiroides y empezó a recibir tratamiento, con una alta dosis de neo-mercazole. Empezó a responder después de un mes de este tratamiento.

Síntomas

Algunos de los síntomas de hipertiroidismo, o tirotoxicosis, son: sentir demasiado calor incluso cuando la temperatura está fresca, una gran sensación de necesitar aire por un aumento de la necesidad de oxígeno del cuerpo, palpitaciones cardiacas o trastornos del ritmo, energía excesiva, dormir mal y pérdida fuerte de peso; puede afectar a hombres y mujeres. En las mujeres, pueden presentarse trastornos del ciclo menstrual. En ocasiones, los ojos pueden ser protuberantes. Juana tenía síntomas de pérdida de peso, irregularidad en el ritmo cardiaco, aprensión y ansiedad como resultado de su condición.

Programa de tratamiento

Juana decidió, con permiso de su médico, trabajar en un programa de ajustes del estilo de vida y de la dieta, junto con asesoría. Estudiar los enfoques positivos de Louise Hay para manejar emociones muy difíciles se volvió apoyo importante durante todo el programa. Juana hizo una cita para ver al consejero nutricional.

En su primera visita al nutriólogo, Juana hizo una lista de cambios muy positivos en su dieta. Todos los días, debía incluir algunos cereales orgánicos, como: mijo, arroz integral, avena entera, trigo sarraceno, maíz, quinoa y trigo para pan y pastas integrales.

Se puso especial énfasis en los siguientes alimentos: frijoles aduki, alubias, fruta deshidratada con arroz dulce y mijo, jengibre, ajo, verduras frescas (brócoli, col, germinados), sopa de miso, bebidas de proteínas (sin productos lácteos, huevos, azúcar y levadura), tallarines de arroz o trigo sarraceno, verduras en que se ingiere la raíz (zanahorias, nabos, chirivía) y fruta cocida. El jengibre y el ajo debían mejorar la circulación y el apetito, y calmar el sistema digestivo. Los complementos de los alimentos ayudan a su digestión, como acidófilos y polvo o tabletas de kelp, en cantidades muy pequeñas. Se añadieron hierbas especiales con el fin de limpiar y curar el intestino, junto con vitaminas del complejo B.

Todos los alimentos del menú de Juana tenían propiedades calmantes, centradoras y consoladoras. Conscientemente escogió alimentos libres de aditivos, residuos o procesamiento ya que entonces su cuerpo no tendría que competir por los nutrientes. Disfrutaba de los huevos de sus gallinas y preparó muchas ensaladas en el verano. Se añadieron a su dieta pescado y carne blanca como fuentes apropiadas de grasas esenciales y proteínas.

La reconstrucción del cuerpo

Como Juana había perdido peso, y en consecuencia, minerales, vitaminas, enzimas y grasas esenciales, era absolutamente vital incluir complementos de alta calidad en su programa. Juana adquirió gran intuición sobre las necesidades de su cuerpo. En sus consultas, discutía cómo se sentía en lo físico y lo emocional. Comentó lo útil que le parecía la bebida de proteínas, la cual acabó con la sensación de hundirse que solía tener entre comidas. También le proporcionaba suficiente energía para prepararse para la siguiente comida.

Los requisitos de Juana de grasas esenciales fueron muy grandes. Sus antiguas costumbres de alimentación no incluían suficientes fuentes. Ahora estaban causando preocupación sus sistemas hormonal y nervioso. Se añadió aceite de hierba de asno al programa para empezar el proceso de curación. Los ácidos grasos son la base y la protección de un sistema nervioso saludable y fuerte. Como el ácido fólico y la vitamina B12 son dos de los elementos que participan en la síntesis de grasas esenciales, la hierba de asno se ingirió al mismo tiempo que la bebida de proteínas, la cual las contenía a ambas. Conforme se volvía más hábil en el manejo de sus compras y preparación de los alimentos, Juana probó nuevas fuentes de grasas esenciales, que también resultaron ser ricas en calcio y magnesio.

Nuevos alimentos

Luego, Juana integró diversos alimentos nuevos a su dieta, como: almendras (tostadas y molidas en un molino de café), dillisk, dulse o wakame (todas fuentes ricas de minerales, como calcio y hierro, y también grasas), queso feta, algas marinas, por ejemplo, kombu (que se añade a sopas, estofados y platos vegetales), semillas de girasol, tahini (pasta para untar de semillas de ajonjolí), tofu y queso vegetariano.

Menú de muestra de la comida

Un pan pitta, tostado para que se abra, con diversos rellenos, como: lechuga desmenuzada, cebollinas picadas, queso feta, jitomates pequeños o un poco de pimiento rojo, una cucharadita de aceite de oliva, albahaca picada. Mezcla el relleno, abre el pan, llena con la mezcla, decora con berros. En invierno, un tazón de sopa caliente, como una sopa al minuto para empezar la comida; en verano, yogur natural después de la comida.

Una receta para una sopa al minuto es como sigue: licua una taza de zanahorias ligeramente cocinadas y una taza de papas cocinadas y cortadas en cubos. Añade dos tazas de jugo de verduras de vegetales que cocinaste antes o añade jugo de zanahoria puro y sin endulzar. Calienta bien, no hiervas. Decora con perejil y salvia.

Asesoría

Durante el año, Juana empezó a recibir asesoría, que encontró de inmensa ayuda para asentar sus emociones. Sus prioridades cambiaron gradualmente de esperanzas muy elevadas de perfección para ella a metas más fáciles de alcanzar. El sistema de creencias que había seguido por largo tiempo se expuso y reemplazó con patrones de pensamiento nuevos y positivos.

Resultado

Los efectos de los alimentos escogidos se pudieron ver durante los siguientes meses. Juana se encontró cada vez menos abrumada, menos impaciente, menos tensa e hiperactiva. También notó que estaba más y más satisfecha con sus comidas y llegó a la conclusión correcta de que se debía a la eficiencia mayor de su digestión.

Juana también empezó un curso de desarrollo teatral. Éste incluía aprender a descubrir a la niña en su interior. Era un punto de cambio en su vida y era maravilloso ver la felicidad de Juana. Sus ojos tenían una nueva luz, mejoró su apetito y empezó a aumentar de peso. Se detuvo la diarrea. El ciclo menstrual se volvió normal y se tranquilizó su sistema nervioso. Ahora quería lograr su mayor anhelo: tener un hijo.

Su especialista redujo la cantidad de neo-mercazole lentamente hasta la dosis mínima. La nutrición había cambiado a vitaminas, minerales y ácido fólico para el embarazo. En menos de seis semanas, tuvimos la feliz noticia de que Juana y Manuel estaban esperando su primer hijo. La salud de Juana fue excepcional durante todo el embarazo. La bebé nació segura y sin problemas. Se puede decir debido (al menos en parte) al maravilloso régimen nutricional que siguieron ambos padres (Manuel comió el mismo alimento que Juana), la bebé tuvo una rápida y gentil entrada al mundo.

La bebé es sana, tranquila y de buen carácter, no es necesario decir que Juana está muy satisfecha con su nueva forma de comer. Siente que valió la pena todo el esfuerzo que realizó desde el inicio del programa para volverse una cocinera experta de alimentos naturales, enteros y sin procesar. Los beneficios son maravillosos en todos los miembros de la familia.

Caso tres

Marcos

Un notable sacerdote, que también tenía el don de la curación, me envió a Marcos, de doce años de edad, para cinesiología, pruebas de alergias y para nutrición. El sacerdote sentía que Marcos en verdad necesitaba no sólo ayuda espiritual sino también nutricional. El caso de Marcos ilustra muy bien la forma en que la curación holística reconoce que la persona es un ser espiritual además de físico y que todos los aspectos del individuo (mental, emocional y físico) pueden necesitar tratarse en el proceso de curación. La ambición de Marcos era ser jugador de futbol americano, aunque su falta de energía estaba restringiendo gravemente la cantidad de futbol y de otros deportes que podía jugar.

Dieta

La dieta de Marcos era rica en productos lácteos.

Estado general de salud

El peso de Marcos era bajo para su edad, le faltaba la energía por completo y sufría ataques graves de asma. Faltaba mucho a la escuela y se trastornaba emocionalmente en ocasiones. No tenía antecedentes familiares de enfermedades degenerativas (aunque las generaciones previas tenían mala circulación y problemas respiratorios) y hasta recientemente no se había presentado cáncer en la familia. Sus padres, personas fuertes que antes estaban bien, estaban sufriendo de tensión y mala salud general.

Cinesiología y pruebas nutricionales

Las pruebas de cinesiología mostraron que Marcos vivía en una casa con altos niveles de energía electromagnética y tensión geopática (es decir, agua bajo la tierra que trastorna el funcionamiento del cuerpo humano). Ambas situaciones pueden ser causadas por equipo eléctrico, como microondas, torres metálicas fuera de la casa, agua subterránea y gas radón.

Las pruebas de nutrición encontraron que Marcos estaba muy desnutrido, debido al funcionamiento deficiente de la glándula tiroides, la cual a su vez afectaba el metabolismo. Era la causa de su cansancio y de que se sintiera con frío incluso en habitaciones cálidas. Su prueba de alergias mostró que ciertos alimentos que estaba comiendo con regularidad no eran apropiados para él y estaban causando que se bloqueara la absorción de otros alimentos adecuados.

Los alimentos que más causaban alergia eran: todos los productos lácteos, levadura, azúcar de remolacha, glutamato monosódico, aditivos, sustancias químicas, colorantes, conservadores, tartrazina roja

E102, quinolina amarilla E104, amarillo E110, cochinilla E120, carnoisina E122, amaranto E123, ponceau E124, eritricina E127, E128 y rojo 126. Todos pueden ser activadores de conducta hiperactiva, asma, urticaria, gastritis, insomnio y vómito.

Programa de tratamiento

Discutimos el entorno, las alergias y un nuevo enfoque de dieta que pudiera excluir durante los dos meses siguientes los alimentos alérgicos conocidos.

Se aconsejó a los padres de Marcos que cambiaran lo más que pudieran del equipo eléctrico y que le permitieran una cantidad muy limitada de televisión. Otras medidas fueron cambiar a Marcos a una habitación vacía que estaba más lejos del equipo eléctrico, como cajas de fusibles, grabadoras de video y televisión; los niños son mucho más sensibles a las ondas electromagnéticas que los adultos.

El programa nutricional de Marcos incluía un cambio gradual a leche, yogur y queso de cabra. Se tuvieron que incluir alimentos extras que beneficiaran el sistema respiratorio en la dieta, como: caldo de pollo (contiene una sustancia antiinflamatoria), ajo, sopas de vegetales verdes, agua de cebada y limón hecha en casa, limones, sopa de lentejas, garbanzos o arvejas. Era muy importante un desayuno apropiado y nutritivo: pan integral, gachas de avena, panqués hechos en casa, huevos revueltos con pan tostado, papas y arroz con forma de hamburguesa o salchicha y asado o fritos en aceite de buena calidad, pasteles de papas con espagueti de trigo sarraceno, maíz o arroz.

Para comer, Marcos debía ingerir sopa caliente y sándwiches de ensalada hechos con pan de centeno, avena o harina integral. La cena debía incluir dos vegetales (uno verde), arroz integral, trigo sarraceno, maíz, mijo o papas, con uno de los siguientes: pollo, pescado, cordero, pavo, risotto vegetariano, lasaña vegetariana o de cordero, o estofado de vegetales. Como postre, Marcos debía comer pay de manzana hecho en casa, postre de manzana o ruibarbo, pastel de hoja de manzana, yogur natural.

Era importante añadir mucho perejil, cebolla, ajo, tomillo y rábano picante a los alimentos. Los líquidos deben abarcar bebidas calientes de limón, cebada y miel, para limpiar la congestión mucosa del sistema respiratorio.

Los complementos recomendados fueron:

- aceite de cayeputi para aromaterapia a muy alta dilución, con aceite de almendra (para masajes en pecho y pulmones todas las mañanas y noches)
- remedios florales de Bach (escogidos especialmente para fortalecer, fomentar y motivar a Marcos para que mejore)
- aceite de hígado de bacalao
- aceite de hierba de asno
- cápsulas de ajo
- vitamina C (con buffer, es decir, no ácida, más fácil de tolerar en estómagos delicados).

Resultados

Durante el periodo de dos meses, el programa de tratamiento produjo un grado notable de recuperación y Marcos aún está en contacto dos años después; continúa superándose. La madre de Marcos tuvo su cooperación total desde el principio del tratamiento; le explicó todo sobre la dieta y el estilo de vida que estaba cambiando y le pidió que a su vez le informara qué le parecía. Su apetito aumentó y disfrutaba todos los alimentos y estaba dispuesto a probar otros nuevos. Aumentó de peso, dormía muy bien y podía combatir cualquier amenaza de resfriado, tos o infección que podría causar el asma de nuevo. Marcos también ha notado una tolerancia mayor a los cambios de clima. El médico ha vigilado las dosis de medicamento para el asma todo el tiempo, reduciendo gradualmente la prescripción, según sea necesario.

Finalmente, Marcos está progresando muy bien en deportes físicos, en especial, en futbol americano.

Recomendaciones adicionales

En invierno, se recomendaron las frutas de saúco como parte del régimen preventivo de Marcos. Como bebida caliente con té de menta y miel, actúa poderosamente contra catarro e inflamaciones; también es rica en vitamina C, y como sea, ¡es deliciosa! Las sugerencias que han mostrado ser útiles en la curación constante y continua de los pulmones de Marcos han sido: reflexología, ejercicios de respiración profunda y mantener una buena postura del cuerpo. Se enfatiza la buena postura porque las personas con problemas pulmonares suelen encorvar los hombros y tener una postura de hombros redondeados, que es muy poco saludable.

Caso cuatro

Roberto

Roberto, un niño de cinco años con síndrome de Down, vino a verme, lo trajo su madre.

Dieta

Sus alimentos favoritos, de los que Roberto comía muchos, eran los bollos y los bizcochos dulces, sándwiches de queso cheddar, fomage frais y helado.

Estado general de salud

El mayor problema de Roberto es su susceptibilidad a resfriados, que pasan de inmediato a su pecho, convirtiéndose en una tos constante que nada parece curar. También produce una secreción mucosa de su nariz.

Programa de tratamiento

La madre de Roberto y yo discutimos con detalle cuál era la mejor forma de reacomodar su dieta, con el fin de incorporar más frutas y verduras y menos de los alimentos originales. Estuvimos de acuerdo en que hiciera con lentitud, durante un periodo de dos meses, los cambios necesarios en la dieta de Roberto.

Mis sugerencias fueron las siguientes: para desayunar tres mañanas a la semana, Roberto debía comer gachas de hojuelas de avena para bebé con miel y un poco de leche; dos mañanas a la semana, debía tomar un cereal rico en fibra y bajo en azúcar (azúcar sin procesar), con jugo o leche; las dos mañanas restantes, debía comer huevo o frijoles con pan tostado integral.

A media mañana, Roberto debía comer fruta fresca de la estación y beber agua. La comida debía consistir en un tazón de sopa de zanahoria y papa, caldo de pollo, sopa de verduras (principalmente vegetales verdes, con perejil y cebolla) o sopa de lentejas; con bollos de pan integral, pasteles de arroz, pan de centeno, pastel de avena con tahini para untar, crema de almendra *o* de girasol.

El bocadillo de media tarde debía ser fruta fresca de la estación (por ejemplo, puré de plátano) con helado sin productos lácteos, como helado de soya. Para la cena, Roberto podía tomar un surtido de verduras en puré (en lugar de picadas); papas, arroz *o* pasta integral; y pescado, pavo, pollo *o* cordero; el postre debía ser yogur natural y una rebanada de pastel de zanahoria. (El puré de verduras es más fácil de digerir y es una fuente valiosa de nutrición para niños.)

Sugerencias adicionales

Se hizo una selección de los remedios herbales de Bach para ayudar a Roberto a ajustarse a los cambios de dieta y para fortalecer el sistema inmune. Los aceites de aromaterapia, manzanilla y lavanda, se mezclaron con aceite de almendra para dar masaje a la espalda y al pecho del niño dos veces al día, con el fin de incrementar la circulación, fortalecer los músculos de los pulmones y aumentar la resistencia a las infecciones. Los aceites estaban muy diluidos por la edad de Roberto.

También sugerí que Roberto pasara menos tiempo sentado ante la televisión, y que en lugar de eso caminara más e hiciera deporte. Enfaticé que era sensato darle comidas pequeñas, ya que poco y a menudo a la edad de cinco años es muy útil para el desarrollo del sistema digestivo y ayuda al niño para que no suba demasiado de peso.

Resultado

Me he mantenido en contacto con Roberto y su madre por más de seis años. Se ha vuelto un joven distinguido, radiantemente sano, que disfruta su comida, escuela, sus amigos y familia.

Caso cinco

Maeva

Maeva es una mujer que tenía problemas para lograr el diagnóstico correcto o ayuda mediante el tratamiento médico convencional. La enfermedad prolongada de su madre en un hospital y su posterior muerte habían puesto a Maeva bajo considerable tensión. Después del tratamiento convencional para problemas con su matriz, Maeva se enteró de la medicina alternativa, que decidió probar.

Estado general de salud

Le hicieron a Maeva tres operaciones pequeñas en la matriz en 1994, que requirieron un tratamiento posterior con dos secuencias de antibióticos. El sistema inmune era deficiente y tuvo una influenza viral que la dejó tan cansada que pasó diez días sin hacer nada excepto sentarse en un sillón. En una visita a su médico general, éste le dijo que no se podía hacer nada por ella y que su cansancio podía ser resultado de ME, una secuela común de la influenza viral.

Síntomas

Junto al cansancio extremo, Maeva tenía otros problemas. El estómago y el intestino se hinchan después de ingerir ciertos alimentos y sucede junto con una sensación de incomodidad y comezón. Desea vehementemente alimentos dulces y chocolate, comer azúcar en cualquier alimento causa una erupción en su piel, en especial, en la espalda. Los senos nasales también están irritados, se queda sin aliento con sólo subir las escaleras y no tiene energía. En consecuencia, su estado mental es de total desaliento.

Cinesiología y pruebas Vega

Estas pruebas revelaron que Maeva tenía *Candida albicans*, una infección por hongos; tenía intolerancia a azúcar y levadura; el sistema inmune era muy deficiente, el hígado y el intestino delgado estaban afectados, y tenía una alergia química. Maeva estaba muy aliviada de descubrir cuál era la causa básica de su problema.

La prueba Vega se originó de la electroacupuntura según Voll. Se basa en medir la conductividad eléctrica aplicando un electrodo, que sostiene el paciente.

Programa de tratamiento

Maeva empezó de inmediato un programa contra la candida, reduciendo el azúcar y la levadura de su dieta y empleando complementos. También utilizó gotas homeopáticas y antimicóticas. Después de seis semanas, introdujo ácido caprílico, que mata la infección de candida en el cuerpo. La reacción al tratamiento significa que Maeva se sintiera un poco peor por unas semanas, con síntomas parecidos a la gripe y dolor en las piernas.

Resultado a corto plazo

Después de completar esta etapa el tratamiento, Maeva se sintió mucho mejor, incluso aunque había perdido mucho peso.

Medidas de dieta adicionales

Maeva empezó a comer ajo y tomó aceite de oliva virgen prensado en frío. También tomó el té herbal de pau d'arco, que es antimicótico y bebió jugo de sábila. Empezó a reemplazar las bacterias amistosas en el intestino con un tratamiento de acidófilos. Descubrió una hierba maravillosa, el goldenseal, que es antimicótico, antibiótico y también fortalece el sistema inmune.

Un retroceso

Maeva se sintió tan bien después de seis meses, aunque aún estaba mucho más delgada que antes, que celebró su recién descubierta energía y salud con dos vodkas. Sin embargo, por su sensibilidad a las sustancias químicas, esto la hizo retroceder considerablemente. Al causar una sobrecarga al hígado con la sobrecarga química, se trastornó la ecología intestinal, lo que fomentó los parásitos. Entonces se trató a Maeva con extracto de semillas de toronja. Como su cuerpo no estaba fragmentando los alimentos en nutrientes utilizables, se le recetaron enzimas digestivas.

Resultado a largo plazo

Se requirieron de dieciocho meses en total para eliminar la candida del sistema de Maeva. Aún tiene cuidado con la dieta y la ingestión de alcohol. Fue una enorme experiencia de aprendizaje para ella, cree que el uso excesivo de antibióticos y el consumo exagerado de alimentos procesados están produciendo un número mayor de casos de *Candida albicans*. Maeva está muy bien y ha empezado a estudiar anatomía, fisiología y nutrición con el fin de obtener un diploma.

Apéndice uno

Las hierbas y sus beneficios

Hierba	Beneficios
Ají de Cayena	Calmante
Ajo	Efecto antibiótico, contra el cáncer
Albahaca	Digestión
Alcachofa	Hígado
Alcaravea	Digestión
Alholva	Reduce el nivel de azúcar en la sangre
Almendra	Piel
Anís	Digestión
Arándano	Visión
Bayas de Enebro	Infecciones del tracto urinario
Borraja	Ácido gama linoleico
Caléndula	Alivia el dolor
Castaña de Indias	Venas
Chile	Vitamina C
Consuelda	Alivia llagas
Cúrcuma	Limpia la sangre, vesícula biliar
Diente de león	Fortalece el sistema inmune
Equinácea	Contra infecciones del tracto urinario
Frambuesa	Buena para mujeres en general

Ginkgo	Fortalece todo
Ginseng	Aumenta la resistencia
Goldenseal	Problemas de la piel
Hierba de asno	Reduce la tensión
Hongo shiitake	Fortalece el sistema inmune
Jengibre	Digestión, calma el estómago
Manzana	Digestión, reduce el colesterol
Manzanilla	Vitamina C
Matricaria	Dolor de cabeza
Ortiga	Reduce el azúcar en la sangre, hierro
Ráspano	Hígado, vesícula biliar
Sábila	Piel
Zanahoria	Contra el cáncer

Los alimentos y sus propiedades

Alimentos	Propiedades
Ajo, cebollas, zanahorias crudas, hongos shiitake	Contra el cáncer
Cardo lechero, alcachofa, diente de león, cúrcuma	Hígado
Cúrcuma, ajo, ají de Cayena y Ginkgo	Circulación
Equinácea	Fortalece el sistema inmune
Hierba de asno, ají de Cayena, ajo, aceite de oliva, salvado de avena, alcachofas	Corazón

Fuentes alimenticias de los minerales

Mineral	Fuentes
Azufre	Alfalfa, aguacate, coles de Bruselas, brócoli, col, ráspano, calabaza, berros
Fósforo	Alfalfa, aguacate, betabel, coles de Bruselas, col, coco, maíz, chícharos
Potasio	Alfalfa, aguacate, frijoles, dátiles, diente de león, vegetales verdes, chirivía, cáscara de papa
Silicio	Betabel, melón cantaloupe, cereales (enteros, germinados), rábano picante, equiseto y té de paja de avena, chirivía
Sodio	Alfalfa, col, zanahoria, apio, leche (y suero) de cabra, lechuga, espinaca, sandía

Fuentes vegetales de las vitaminas

Vitamina	Fuentes
Vitamina A	Alfalfa, achioto, diente de león, berro, perejil, pimentón, kelp
Vitamina B	Manzanas, plátanos, frijoles, betabel, col, zanahoria, maíz, toronja, cebolla, naranja, chícharos, papas, pasas, espinacas, jitomate, trigo, semillas integrales, levadura
Vitamina C	Achioto, berros, germen de trigo, todas las semillas que contienen aceite

Complejo de vitamina C	Todos los vegetales verdes y las frutas cítricas
Vitamina D	Todas las semillas, alfalfa, vena, lino, ajonjolí, germen de trigo, frijoles de soya, tofu, pulse, kelp, berros
Vitamina E	Alfalfa, hojas de castaño
Vitamina K	Escaramujo de rosa, grosellas negras y rojas, fresas, papas, espinaca, col, berros

Alimentos para curación rápida

Frutas	Manzanas, chabacanos, cerezas, dátiles, higos (frescos y deshidratados), toronjas, uvas, limones, naranjas, peras, duraznos, ciruelas (frescas y deshidratadas), pasas, frambuesas y fresas
Verduras	Espárragos, ejotes, col (cruda), zanahoria (cruda), coliflor (cruda), apio (crudo), pepinos, ajo, pimiento verde, lechuga, cebolla (cruda), chirivía, chícharos, espinacas, jitomates y berros

Números y sus efectos

E102	Tartrazina	Hiperactividad, asma, visión borrosa, problemas de la piel, insomnio
E104, E107	Amarillo de Quinolina	Hiperactividad, asma, eczema, insomnio

E120	Cochinilla	Hiperactividad, asma, eczema, insomnio
E110	Amarillo Atardecer	Hiperactividad, asma, trastornos gástricos, vómito, urticaria, insomnio
E124	Ponceau	Hiperactividad, asma, insomnio, posiblemente cáncer
E131	Azul patente	Sensibilidad de la piel, náusea, presión sanguínea baja, problemas respiratorios
E132	Índigo carmín	Presión sanguínea alta, hipertensión, problemas de la piel, problemas respiratorios
E133, E128, E142	Azul brillante	Hiperactividad, asma, insomnio, urticaria
E201, E202, E203	Sorbato de sodio	Asma, irritación de la piel, fiebre de heno
E221	Sulfito de sodio	Asma, destrucción de vitaminas E y B1
E210	Ácido benzoico	Asma, irritación gástrica, trastornos neurológicos, reacciona con E222
E230, E231, E232	Bifenil	Náusea, vómito, irritación de ojos y nariz
E239	Hexamina	Trastornos gástricos, mutaciones genéticas en estudios de animales, erupciones, cáncer

E249	Nitrato de potasio	Asma, destrucción de glóbulos rojos, cáncer
E250, E251, E252	Nitrato de sodio	Vértigo, cáncer en animales, pérdida de oxígeno en la sangre

Apéndice dos
Un menú diario típico

Este menú está basado en el principio de restaurar la salud, los ingredientes se han elegido para estimular tu metabolismo, nutrir los músculos y ayudarte a estabilizar el peso.

Desayuno Muesli suizo, en: hojuelas de avena o de mijo, con chabacanos picados (remojados durante la noche en agua), almendras, una pera pequeña, manzana o bayas: arándanos, zarzamoras, grosellas negras; té (bajo en cafeína), pan de trigo o centeno integral, almendras o tahini para untar, mermelada o fruta para untar sin azúcar.

Comida Sopa de verduras, sopa hecha en casa con cualquier carne o un poco de pollo o pescado, papas horneadas con ensalada o queso cottage con hierbas (perejil, berros, rábano picante, ajo); un poco de ensalada en invierno, mucha ensalada en verano, que contenga tantos cereales como puedas y verduras como quieras.

Cena Trata de comer temprano, con mucho tiempo para divertirte y digerirla antes de acostarte. Come platos tradicionales, como estofado de verduras, carne con lentejas, garbanzos o frijoles aduki. Si planeas por adelantado, puedes cocinar suficientes cereales para tres días. Después combina con arroz, mijo, o pasta integral, con un surtido de verduras. Añade cualquier carne o pescado en pequeña cantidad, con la sopa.

Menú sugerido para la cena Lasaña vegetal o de carne. Si haces lasaña de carne, reduce a la mitad el contenido de carne empleando una cantidad igual de lentejas rojas, precocidas por veinte minutos (una taza de lentejas en dos tazas de agua *o* caldo concentrado).

Curry vegetariano *o* con carne. Reduce la carne incluyendo verduras extras *o* garbanzos.

Pastel vegetariano con nuez o de carne. De nuevo, reduce la cantidad de carne añadiendo una taza de cereales cocidos.

Platillo frito lentamente con poco aceite. Prueba un surtido de papas y verduras; tan solo corta las verduras en pedazos de tamaño similar, también las papas. Cocina papas y cebollas en aceite de oliva *o* girasol de seis a ocho minutos, después añade pimiento rojo y zanahoria en cuadros. Cocina por cerca de tres minutos hasta que estén crujientes, después añade jitomates, ajo, perejil, queso feta, tofu, pollo *o* pescado. Pon la tapa a la cacerola *u* olla de hierro. Calienta bien todo y sirve con ensalada, tallarines de arroz, espagueti integral *o* mijo. La preparación total y tiempo de cocción es de cerca de veinticinco minutos o menos.

Lectura recomendada

Ariola, Paavo O., *Secretos de Salud de Europa*, Nueva York: Arco Publishing 1972.

Barnard, Julian, *Patrones de la Fuerza de Vida*, Hereford: The Bach Educational Programme 1988.

Barnard, Julian y Martine, *Las Hierbas Curativas de Edward Bach*, Hereford: The Bach Educational Programme 1988.

Bircher Benner Clinic, *Plan Nutricional Bircher Benner para Problemas de la Piel*, Nueva York: Pyramid Books 1973.

Blande, Jeffrey, *Tu Salud Personal*, Northamptonshire: Thorson's 1984.

Carson, Rachel, *Primavera Silenciosa*, Penguin Books en asociación con Hamish Hamilton 1963.

Chelminski, Rudolph, 'Una Gran Forma de Vivir Más Tiempo', en *Reader's Digest*, Londres: Reader's Digest Septiembre de 1994.

Clark, Hulda Regehr, *La Cura para Todos los Cánceres*, San Diego: ProMotion Publications 1993.

Clark, Hulda Regehr, *La Cura para Todas las Enfermedades*, San Diego: ProMotion Publications 1995.

Colbin, Annemarie, *Alimento y Curación*, Nueva York: Ballantine Books 1986.

Costigan, Brenda, *En Nombre del Cielo*, Dublín: Crescent Press 1992.

Davies, Dr. Steven y Stewart, Dr. Alan, *Una Medicina Nutricional*, Londres: Pan Books 1987.

De Vries, Jan, *Cómo Tener una Vida Saludable*, Edimburgo: Mainstream Press 1995.

De Vries, Jan, *Menopausia*, Edimburgo: Mainstream Press 1993.

De Vries, Jan, *Tensión Menstrual y Premenstrual*, Edimburgo: Mainstream Press 1992.

De Vries, Jan, *El Milagro de la Vida*, Edimburgo: Mainstream Press 1987.

De Vries, Jan, *Trastornos Estomacales e Intestinales*, Edimburgo: Mainstream Press 1993.

De Vries, Jan, *Tensión y Trastornos Nerviosos*, Edimburgo: Mainstream Press 1994.

De Vries, Jan, *Virus, Alergias y el Sistema Inmune*, Edimburgo: Mainstream Press 1988.

Emsley, John, *La Guía del Consumidor de Sustancias Químicas Apropiadas*, Londres: Corgi 1996.

Fathman, George y Doris, *Alimentos Vivos*, California: Ehret Literature Publishing 1967.

Flatto, Edwin, *Revitaliza tu Cuerpo con los Secretos de la Naturaleza*, Nueva York: Arco Publishing 1973.

Grieve, M., *Un Herbolario Moderno*, Londres: Tiger Books 1973.

Halvorsen, Brian y Flemming, Susan, *El Dentista Natural*, Londres: Century Arrow 1986.

Hay, Louise, *Dar el Poder a las Mujeres*, Estados Unidos: Hay House 1997.

Heinerman, John, *Enciclopedia de Heinerman de Frutas y Verduras*, Nueva York: Parker 1988.

Houlton, Jane, *La Guía de Supervivencia de las Alergias*, Londres: Random House 1995.

Jacka, Judy, *Fronteras de las Terapias Naturales*, Victoria: Lothian 1989.

Kaminski, Patricia y Katz, Richard, *El Repertorio de Esencias Florales*, California: Flower Essence Society 1994.

Katz, Martha Ellen, *Cocina Rica en Proteínas*, Nueva York: Ballantine 1975.

Keane, Mary T., *Salud mediante Vivir con Sensatez*, Tipperary Advance Publishing.

Kiester, Edwin y Valente, Sally, 'Signos Poco Conocidos de un Ataque Cardiaco', en *Reader's Digest*, Londres: Reader's Digest Agosto de 1993.

Kinderlehrer, Jane, *Cómo Sentirse Joven por Más Tiempo*, Nueva York: Rodale 1974.

La Tourelle, Maggie y Courtenay, Anthea, *Guía de Introducción de Thorson para la Cinesiología*, Northamptonshire: Thorson's 1992.

Lacey, Richard, *Inapropiado para Consumo Humano, El Alimento en Crisis*, Londres: Grafton 1991.

Lappé, Frances Moore, *Dieta para un Mundo Pequeño*, Nueva York: Ballantine 1971.

Larson, Gena, *Mejor Alimento para Mejores Bebés y sus Familias*, Connecticut: Pivot 1972.

Le Tissier, Jackie, *Combinación de Alimentos para la Salud*, Northamptonshire: Thorson's 1992.

Mansfield, Dr. Peter y Monro, Dra. Jean, *Niños Químicos*, Londres: Century 1987.

Martlew, Gillian y Silver, Shelly, *El Cofre de Medicinas*, Northamptonshire: Thorson's 1988.

Mayes, Kathleen, *Huesos Quebradizos y Osteoporosis: La Crisis del Calcio*, Londres: Grapevine 1987.

Miller, Saul y Miller, Jo Anne, *Algo para Pensar*, Nueva Jersey: Prentice Hall 1979.

Mindell, Earl, *La Biblia de las Vitaminas*, Londres: Arlington Books 1979.

Mindell, Dr. Earl, *La Biblia de las Vitaminas para Tus Hijos*, Londres: Arlington Books 1981.

Nambudripad, Dr., *Di Adiós a la Enfermedad*, California: Delta Publishing 1993.

Pekkanen, John, 'Siete Síntomas de Salud que No Debes Ignorar', en *Reader's Digest*, Londres: Reader's Digest Octubre de 1992.

Permaculture Magazine, Hyden House, Little Hyden Lane, Clanfield, Hampshire: Permanent Publications.

Pfinter, A., *Compost, Introducción al Uso Racional del Desecho Orgánico*, Suiza: Co-operative Migros 1981.

Pitchford, Paul, *Curación con Alimentos Enteros: Tradiciones Orientales y Nutrición Moderna*, California: North Atlantic Books 1993.

Poesnecker, G. E., *Síndrome Suprarrenal, La Enfermedad que Ningún Médico Desea Tratar*, Pennsylvania: Humanitarian Publishing 1983.

Price, Dr. Weston, *Nutrición y Degeneración Física*, DDS Santa Mónica, California, Price-Poltenger Fundation 1970.

Rapp, Doris J., *Las Alergias y tu Familia*, Londres: Sterling Publications 1981.

Rogers, Dr. Sherry A., *¿Cansado o Intoxicado?*, Nueva York: Prestige 1990.

Sheinkin, Dr. David, Schachter, Dr. Michael y Hutton, Richard, *Alimento: Mente y Estado de Ánimo*, Nueva York: Warner Books 1979.

Shreeve, Dra. Caroline, *Diccionario Alterno de Síntomas y Curas*, Londres: Random House 1995.

Shulman, Anne, *El Enfoque Holístico a la Desintoxicación y el Cuidado del Colon*, Londres: Green Library 1996.

Smith, Dr. Lendon, *Alimenta Correctamente a Tus Hijos*, Nueva York: Dell Publishing 1979.

Trattler, Ross, *Mejor Salud mediante la Curación Natural: Cómo Curarte sin Medicamentos o Cirugía*, Northamptonshire: Thorson's 1987.

Vogel, Dr., *El Doctor Natural*, Edimburgo: Mainstream Publishing Co., 1990.

Wade, Carlson, *Ayuda a tu Salud con Enzimas*, Nueva York: Arco Publishing 1966.

Wade, Carlson, *Minerales Mágicos*, Nueva York: Arco Publishing 1967.

Weeks, Nora, *Los Descubrimientos Médicos del Doctor Bach*, Saffron Walden: C. W. Daniel 1940.

Weil, Dr. Andrew, *Curación Espontánea*, Londres: Little Brown 1995.

Lectura adicional

Chopra, Deepak, *Salud Perfecta*, Londres: Bantam, 1990.

Chopra, Deepak, *Curación Quántum*, Londres: Bantam 1986.

Feist, Sra. Theresa, *Espiritualidad y Vida Holística*, Dublín: Mercier Press 1990.

Henry Doubleday Research Association, Publicaciones Mensuales, Bocking Braintree, Essex.

Hoffman, David, *Nuevo Herbolario Holístico*, Dorset: Element Books 1983.

Lewis, Alan, *El Atleta Natural*, Londres: Century 1984.

Mumby, Dr. Keith, *Guía Completa de las Alergias a los Alimentos*, Londres: Thorson's 1993.

Prevention Magazine, Hertfordshire: Rodale Press.

Scott, Julian, *Medicina Natural para Niños*, Londres: Unwin Paperbacks 1990.

Sinha, Phulgenda, *Cura Yogui para Males Comunes*, Nueva Delhi: Vision Books 1980.

Índice

ácido ascórbico 19, 32-33
ácido fólico 26
adicción
   azúcar 36-37
afirmaciones 57
Agencia Internacional para la Investigación del Cáncer 97
agricultura 22-23
   cultivo químico 72, 78-81
agua 11
alcohol 56
alimento procesado 21-23, 71
alimentos refinados 17-18, 35-36
alimentos
   actitudes 60-61
   curativos 126
   dañinos 35-38
   grupos de alimentos 39-40
   importancia 7-9
   locales 20-21, 22, 40-41
   márgenes de beneficio 73-75
aminoácidos 30, 38
Asclepios 15
Asociación de Investigación Henry Doubleday 83, 87, 88
autovaloración 59-61
autovigilancia 61
azúcar
   ingestión excesiva 36-37
   natural 35-36
   refinada 35-36
azufre 29

beriberi 17
Bonaparte, Napoleón 72

Cadbury, familia 21
cafeína 56
Calciferol 33
calcio 27
cáncer 97, 98
Candida albicans 121-122
cansancio 10
carbohidratos 25
   complejos 41-42
carbohidratos complejos 41-42
Carson, Rachel 77, 80
cerebro
   alimentos necesarios 49
   vitaminas necesarias 47-48
cinesiología 106-107
cloro 27
Cobalamina 32
compost 86-92
   material usado 89-90
   tipos 87-89
   y reciclado 90-91
compost en láminas de plástico 87
control de calidad 81
cosechas de ingeniería genética 72, 75-77
cuáqueros 21
"cuatro médicos" 11-12
cultivo químico 72, 77-80, 82-85
cumbre mundial de los alimentos 76

China 22
  dieta en 99

diario de los alimentos 59-60, 60-62
  muestra 64-69
Dieta Mediterránea 22, 94-97
dieta
  efectos de la industrialización 21-22
  tradicional 40-41
Dietas del Mediterráneo 96
Dreher, doctor Henry 13

E, Números 126-128
Eijkman, Christiaan 17
ejercicio 56-57
elección del consumidor 76-77, 82
elementos esenciales 33-34
energía electromagnética 114-115
enfermedad 10-11
enfermedades cardiacas 93-94
  y dieta 94-97
escorbuto 16, 19
esenciales, nutrientes 25-34
especias 15-16
estilo de vida 60-61
estructura de suelo 78
  daño 80
estudio MONICA 93-97

fatiga 10
fibra 42
Fitomenadiona 33
forraje conservado en silo 87
fósforo 28
Francia, Dieta en 94-96
frijoles de soya de ingeniería genética 75-76

Fry, familia 21
fumar 40
Funk, Casimir 18

Gear, Alan 83-84
glicógeno 48
glucosa 37
grasas 26, 43-47
  curación 44-45
  equilibrio 45-47
  esenciales 44
  función 43-44
  que producen salud 47
grasas esenciales 44
Greenpeace 76
griegos 15
Grupo de Exposición a los Pesticidas 80

hábitos alimenticios
  ajustar 63
  comidas regulares 56
  régimen de terapia nutricional 54-56
Haworth, W. N. 19
Hay, Louise 109
hierbas 15, 123-124
hierro 28
Higía 15
hileras de heno en el campo 88
Hipócrates 7, 15, 20, 41

industrialización 21-22
informe EPIC 97, 98
Investigación de las Perspectivas Europeas en Cáncer y Nutrición (EPIC) 97, 98
irradiación 74

Japón 22
  dieta 99

Índice

Katan, doctor Martijn 97
Kellogg, J.H. 18
Kelloggs 73
Keyes, Ancel 96
Kloss, Jethro 18
Kneipp, Sebastian 18

Lacey, doctor Richard 75
Lappé, Frances Moore 30
Lind, James 16, 19
luz solar 11

magnesio 28
medicamentos 52-53
medicina naturópata 18
medicina preventiva 93-99
medio ambiente 71-92
menú 129-130
Mindell, Earl 74, 99
minerales 27-29
    descubrimiento 19
    fuentes 125
    fuentes de alimentos 49-50
monasterios 15-16
multinacionales, compañías 73
Mullen 17

niacina 32

Organización Mundial de la Salud 93
organofosfatos 80

Pauling, doctor Linus 20
pesticidas 80, 82-85
pila de compost 88
Piridoxina 32
potasio 28
Price, doctor Weston 37, 40-41
Priessnitz, Vincent 18
Primavera Silenciosa (Carson) 77

proceso digestivo 61-62
propiedades 124
    control de calidad 81
    función 12-14
proteínas 29-30, 38-39
prueba vega 121

reciclado 82-85
    y compost 90-92
recipiente de lombrices 88
Red de Acción Contra los Pesticidas 80
Renaud, doctor Serge 94-96
Retinol 31
Riboflavina 32
Riboli, doctor Elis 97
romanos 15, 20-21
Ross, Paul 74
rotación de cosechas 79-80

Salud 9-10
    "cuatro médicos" 11-12
sodio 29
Szent-Gyorgyi, Albert 19

tambor giratorio de compost 88
tensión geopática 114-115
Teofrasto 15
terapia nutricional
    consultar al terapeuta 51-58
    descripción 7-9, 12-14
    estudios de casos 101-122
    historia 15-23
    medicina preventiva 93-99
    menú diario 129-130
    número de sesiones 57-58
    régimen de alimentación 54-55
    sesión inicial 53

supervisión del avance 59-69
Tiamina 31
Tocoferol 33

Vegetarianos 40
Vigilancia Multinacional de las Tendencias y los determinantes de las Enfermedades Cardiovasculares (MONICA) 93
Vitamina A 31
Vitamina B 31
Vitamina B1 31
Vitamina B12 32, 40, 61
Vitamina B2 32
Vitamina B3 32
Vitamina B6 32
Vitamina C 16, 32-33
Vitamina D 33
Vitamina E 33
Vitamina K 33
vitaminas 30-31
    deficiencia 17-18, 40
    descubrimiento 18-19
    fuentes 125-126
    fuentes de alimentos 49-50
Vogel, doctor 63-64

Yodo 28

Zinc 29

OTROS TÍTULOS

Curación con Aceites Esenciales

Curación con Ayurveda

Curación con Colores

Curación con Cristales

Curación con Hierbas

Curación con Homeopatía

Curación con Meditación

Curación con Osteopatía

Curación con Reflexología

Curación con Shiatsu

Curación con Terapia Nutricional

NOTAS

NOTAS

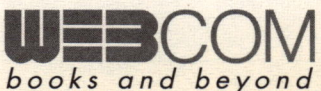